轻松读懂
体检报告

徐光来 编著

U0396183

浙江工商大学出版社
ZHEJIANG GONGSHANG UNIVERSITY PRESS
·杭州·

图书在版编目（CIP）数据

轻松读懂体检报告 / 徐光来编著. — 杭州：浙江工商大学出版社，2023.6（2023.11重印）

ISBN 978-7-5178-5482-1

Ⅰ.①轻… Ⅱ.①徐… Ⅲ.①体格检查－基本知识 Ⅳ.①R194.3

中国国家版本馆CIP数据核字（2023）第091450号

轻松读懂体检报告

QINGSONG DUDONG TIJIAN BAOGAO

徐光来 编著

策划编辑	俞　闻
责任编辑	鲁燕青
责任校对	韩新严
封面设计	潘　洋
责任印制	包建辉
出版发行	浙江工商大学出版社
	（杭州市教工路198号　邮政编码310012）
	（E-mail: zjgsupress@163.com）
	（网址：http://www.zjgsupress.com）
	电话：0571-88904980，88831806（传真）
排　版	杭州乐读文化创意有限公司
印　刷	浙江新华印刷技术有限公司
开　本	880mm×1230mm　1/32
印　张	8.25
字　数	135千
版 印 次	2023年6月第1版　2023年11月第2次印刷
书　号	ISBN 978-7-5178-5482-1
定　价	58.00元

序 言

　　徐光来老先生从事内科诊疗工作 50 余年。1999 年退休后，徐老依然心系病人的健康。他总结毕生所学所得的医学知识和诊疗经验，编撰了《心血管健康新知》《慢性病飙升你如何应对》《轻松控制慢性病》3 本科普图书，为科普健康知识尽心尽力。2014 年，他受邀到杭州市临安区第一人民医院健康管理中心，从事慢性病诊疗的咨询服务工作。其间，他看到太多病友因漠视体检报告提示的健康隐患和疾病风险，而酿成不可逆转的重大疾病，一直难以释怀。耄耋之年的他又敲起了键盘，10 多万字的《轻松读懂体检报告》新鲜出炉，本人逐字拜读后感慨万千。

　　新中国成立以来，我国医疗卫生事业不断发展。目前，我国的人均预期寿命已与一些发达国家不相上下，但人们的生活方式和健康管理与发达国家还有一定差距。2021 年 3 月，习近平总书记在福建考察调研时指出，健康是幸福生活最重要的指标，健康是 1，其他是后面的 0，没有 1，再多的 0 也没有意义。要想提早发现威胁健康的隐患，体检是必不可少的。但体检这个事，大部分人并不重视，一般是按单位的要求，去体检机构做个检查，拿个报告。如果没有发现严重又急需治疗的疾病，就把报告扔在一边，不该吃的照样吃，不该喝的照样喝，该做的运动照样不去做。这样的体检做了等于没做。徐老的这本书从老百姓的角度出发，用通俗、浅显的语言，系统地阐述了体检的必要性、体检机构的选择、体检结果的解读和体检后的健康管理等问题。此书能帮助老百姓提升一定的健康素养。

《"健康中国 2030"规划纲要》提出，要以人民健康为中心，坚持以基层为重点，以改革创新为动力，预防为主，中西医并重，把健康融入所有政策，人民共建共享的卫生与健康工作方针，针对生活行为方式、生产生活环境以及医疗卫生服务等健康影响因素，坚持政府主导与调动社会、个人的积极性相结合，推动人人参与、人人尽力、人人享有，落实预防为主，推行健康生活方式，减少疾病发生，强化早诊断、早治疗、早康复，实现全民健康。体检的重要性因此彰显。荷兰哲学家斯宾诺莎先生曾说，保持健康是做人的责任。所以趁还来得及，为爱你和你爱的人做好健康管理，尽早科学干预，筑牢健康基石，享受幸福人生。

临安区第一人民医院党委副书记、院长

2023 年 3 月

前　言

健康是我们不懈的追求。要想健康，最关键的是要消除疾病。在与疾病斗争的过程中，未雨绸缪是一种上佳的做法，这在中医学上叫作"治未病"。与其让小毛病久拖不治，最后酿成顽疾去"亡羊补牢"，不如提前检测到疾病的信号并给予适当关注，这更为明智。

提前发现潜在的疾病信号，定期检查身体，实现对疾病早发现、早治疗，是治疗疾病最有效的手段。但有不少人在拿到体检报告的时候，仅仅是翻翻了事，对一些可能出现的疾病风险也不去重视，这一方面是对自己的健康盲目自信所致，更多的是因为缺乏医学常识。

这几年，我在健康体检中心做体检报告面对面解读和慢性病管理的咨询服务，遇到不少人因漠视体检报告提示的健康隐患和疾病风险，未及时进行干预而酿成不可逆转的终身疾病。比如：肺部 CT 发现 6 毫米结节，但不听医生戒烟建议或未定期复查，后来结节"长"成 3 厘米大小，病理检查为肺癌，已发生肺内甚至脑、骨等远处转移，失去了最佳治疗时机；血糖指标偏高，但未节制热量摄入，从糖尿病的"后备军"转为"正规军"；血脂偏高，但肥肉、猪蹄照吃不误，没过几年，就形成了动脉斑块，发生了"小中风"（短暂性脑缺血发作），而后冠心病、脑梗死等心脑血管疾病接踵而来。又如，做尿常规时未能正确留尿，致使尿液被污染，尿常规报告中便出现蛋白尿、白细胞尿、隐血 ++ 等假阳性，有的人看到这种异常情况，便到肾内科做各种实验室、影像学甚至肾穿刺等检查，或对"血尿"寻根究底，辗转于各家医院就诊。类此"劳民伤财"的情况，在我们医学咨询中几乎每天都会遇到。由此表明，健康体检的后续干预，普及医学相关知识，提升受检者的健康素养是何等重要。

做好健康体检的后续干预，首先要帮助受检者读懂体检报告，解释体检报告中各种晦涩难懂的数据和结论，使受检者不仅知道要怎样做，还要知道为什么要这样做，在增加防病知识的同时，提升其接受医疗建议的自觉性。其次是针对体检报告中的主要问题，指导受检者从饮食、运动、心理和医疗等方面入手进行调养。

本书涉及我在健康体检后续服务中经常遇到的一些问题，以浅显易懂的语言，做比较深入的解读。书中撰写的内容大多是体检报告指引中没有提到的，但却是受检者必须了解的。读懂了这本书，读者可以提升自己对疾病的了解，达到"治未病"的目的。此外，本书亦可作为医生解读体检报告的参考资料。

鉴于作者水平有限，书中若有不妥之处，恳请同道和读者指正。

徐光来

2023 年 3 月

目　录

一、怎样选择靠谱的体检机构

体检是一项正规的医疗行为，与我们的健康息息相关。

大多数体检机构是依托公立医院建立的，除此之外还有独资、合资和民营体检机构，以及一些流动体检队。要想找到一家靠谱的体检机构，必须掌握以下几个要点。

一是资质。国家对体检机构的场地设施、设备管理、人员资质等都有明确的规定，如体检机构需要执业许可证，医务人员需要职称资格证，签署体检报告的主检医师必须具有内科或外科副主任以上的职称。

体检是个良心活儿，以质取信最为重要。不要只看环境好不好、服务行不行、地方大不大、价格高不高，而是应该了解这里的设备是否先进、体检结果是否准确、医生水平是否到位，这些才是真正应该注意的地方。不同的体检中心对于重大疾病的检出率千差万别，其中很重要的一个原因就是体检设备存在差异。精良的设备是体检的基石，对于提高阳性检出率、微小病变检出率起到至关重要的作用，特别是一些特殊检查，如胃镜、肠镜、CT（Computed Tomography，电子计算机断层扫描）、MRI（Magnetic Resonance Imaging，磁共振成像）等，受检者应到那些能独立对自己的医疗行为承担民事责任的正规医疗机构进行体检。

另外，小的体检机构可能会将样本送到第三方机构检验，这段放置的空档很可能会因为采样质量不过关，出现稀释、凝结、受污染等问题，从而使检验结果出现偏差。

二是管理。要注意体检机构是否相对独立，并与患者分开，实现医检分离，体检项目是否齐全，价格是否合理，流程是否顺畅，男女是否有分诊区域，工作人员是否具备上岗资格，是否提供 1+X 的个体化体检方案（其中"1"是最基本也是必须要有的体检项目，"X"是根据每个人的体质特点量身定制的体检项目），是否能早期发现病变、不遗漏病变，并能根据结果做出准确的健康情况评估。另外，具有丰富临床经验的医务人员是体检机构的"灵魂"。

三是服务。首先是口碑。点赞多不多、投诉多不多、纠纷多不多、负面新闻多不多，才是受检者第一时间应该了解的。其次看体检后续服务是否到位。一次合格的体检，拿到报告并不是终点，做好后续的健康管理才是最后一道工序。但目前的情况是，"体检年年有，报告无人理"，对体检报告听之任之似乎成了一种常态。由于体检机构服务不到位，许多人都遇到这样一个问题——年年都体检，老毛病没改善，新毛病还不断。这样的体检就失去了其本来的意义。

医学术语往往比较深奥，难以理解，很多人拿到体检报告后对报告中的术语不知所云，也不知道找谁咨询，无奈只能把体检报告束之高阁，由此失去疾病早诊早治的机会，这样的事例层出不穷。

鉴于此，有些医院的体检中心开设了咨询平台。受检者拿到报告后，可以找资深专家免费咨询。有的体检报告结论罗列了二三十个问题，这就需要经验丰富的临床医师按照轻重缓急，将这些异常指标进行归纳和梳理，如哪些需要重点关注，哪些不良生活方式需要调整、怎样调整，哪些需要定期复查，哪些需要进一步检查或干预，等等。资深专家帮助受检者读懂体检报告，并为受检者从饮食、运动、心理、生活方式、医疗干预等方面，提供合理、科学、针对性强的个性化健康促进方案，做到疾病早发现、早干预，达到在第一时间预防疾病的目的。

这种面对面、一对一的互动式交流，比"背靠背"

的书面解读更易理解和接受，效果也更好。医生做了科普宣教，受检者也听了一堂健康知识"讲座"。

四是辨真伪。目前，体检市场竞争激烈，有些体检机构通过打价格战、玩文字游戏、对体检项目名称模糊化处理、不断加项等手段牟利，甚至通过商业贿赂进行恶意竞争，更有丢弃血、尿、便标本来降低实际成本甚至造假的做法，造成体检结果不准确甚至错误的严重不良后果。也有些体检机构借用已被淘汰的设备进行健康检查，制造了假阳性或假阴性的体检结果，危害匪浅。

总之，面对眼花缭乱的体检机构，受检者需要一双慧眼，掌握一定的体检常识，选择一个靠谱的、为群体或个体的健康服务的正规体检机构。

二、怎样选择体检项目

健康体检是一门科学，选对体检项目是关键。常规的做法是受检者在体检之前把自己的有关情况向医生说明，医生进行分析后根据受检者的身体情况和要求"量体裁衣"，制定个体化方案。

方案初步拟订后，受检者可以对项目进行"加""减"，最终形成一套适合自己的体检项目，通常是"加餐"的比较多。

1. 肿瘤筛查

从严格意义上说并没有专门的防癌体检，常规体检都直接或间接与癌症有关。据调查，80%的癌症发现于常规体检中，如大便隐血可能是肠癌，尿里检查出血暗示肾或膀胱肿瘤，简单的肛门指诊可能查出直肠癌或前列腺癌，B超可检出甲状腺、乳腺、肝、胆、胰、肾、盆腔、卵巢、子宫中的癌或癌的早期征象，宫颈刮片的意义就更不言而喻了。常规体检中还包括肿瘤标志物检查，如果能综合分析，则早期发现肿瘤的可能性更大。当然，如果能有针对性地增加一些体检项目，那么检查效果会更好。比如，直系亲属中有相关肿瘤史的,可加做 CT、MRI 或内镜检查。

但事实上,并非所有癌症都能在早期被发现。肿瘤是一种慢性、增殖性疾病,1 个肿瘤细胞从开始异常增殖,到被影像设备发现(如小瘤巢),一般需要 10—30 年,甚至更长时间。因此,所有"防癌检查"都是一个动态观察过程,不能一蹴而就。现在还没有一种万无一失的手段能查出所有癌症,即使是最先进的全面检查也不可能查出所有癌症,所以世界抗癌联盟提出的口号是:"预防可能预防的癌症,治疗可以治疗的癌症。"这个口号告诉我们,健康其实掌握在每一个人的手中,医生只是帮助者。

在防癌检查中,有些人企图走"高大上"的路线来提高癌症的检出率,如体检项目中加做 PET-CT(Positron Emission Tomography-Computed Tomography,正电子发射断层及 X 射线计算机断层摄影成像系统),其实这多半是"劳民伤财",完全没有必要。防癌体检还是应该从实际出发,使用多种手段,各尽其能。

建议肿瘤筛查的频率为 30—50 岁每 2—3 年筛查一次,50 岁以上每年检查一次。

2. CT 检查

由于常规体检中 X 线正位胸片的一半肺部面积与

心脏、纵隔、横膈等组织重叠，因此一些早期肺癌难以被发现。此外，由于胸片缺乏密度对比，肺癌淋巴结转移的发现率较低，如果用胸片筛查毛玻璃结节，肺癌会全部漏诊，因此 X 线胸片对肺癌早期筛查意义不大。而胸部低剂量螺旋 CT 检查检出肺内小结节和结节清晰度的能力是普通 X 线片的 10 倍左右。建议 40 岁以上者、"三霾人群"〔"三霾"即室外的雾霾（尤其是居住在空气污染较重地区）、室内的烟霾（包括一手烟、二手烟、三手烟）和厨房油烟〕，以及有肿瘤家族史者，在常规体检的基础上，每年加做一次胸部低剂量螺旋 CT 检查，以便及早发现肿瘤。

3. 乳腺钼靶检查

一般 40 岁以上女性，先做超声检查，超声检查发现问题后再做乳腺钼靶检查。有乳腺癌家族史的成年女性每年应做一次乳腺钼靶检查。

钼靶是专门用于乳腺和其他软组织的 X 线检查，它穿透力弱、射线量小，所摄照片的对比度和清晰度都非常高。对于腺体组织不丰富者，一些小病灶都能得到清晰的显示。此外，钼靶能比较全面准确地反映乳房的大体解剖结构，可鉴别乳腺良性病变或恶性肿瘤，发现某些癌前病变，已成为当今诊断乳腺疾病最有效、最可靠的手段。有乳腺癌家族史者、40岁以上的女性、绝经较晚的女性、乳房出现异样者等可以考虑做乳腺钼靶检查。

4. MRI 检查

MRI 是临床价值较高的特殊检查项目，常用于脑、五官、脊柱、脊髓、纵隔、肺、胸膜、乳腺病变，心脏、大血管、肝、胆、脾、胰病变，胃肠道，肾及肾上腺，女性盆腔及生殖器官，男性盆腔及生殖器官，骨骼，肌肉及关节等检查。

MRI 对检出体内软组织和实质器官病变有独特的优势，如甲状腺、肝、胆、脾、胰、肾上腺、子宫、卵巢、前列腺等疾病，尤其对心脑血管、神经系统、关节和恶性肿瘤有绝佳的诊断功能，能在早期发现病变。有这些疾病隐患的人最好在体检项目中增加这一检查。

5. 内镜检查

现在大部分体检套餐中都没有内镜检查项目。其实，许多胃肠道疾病只有通过内镜检查才能发现病灶。为了减少内镜插管检查的痛苦，有些体检机构专门推出了胶囊内镜检查。

45岁以上人群最好每3—5年做一次胃肠镜检查，如果有溃疡或息肉则每年查一次。有慢性萎缩性胃炎、感染幽门螺杆菌、长期吸烟及酗酒的人，以及有胃癌、食管癌、结直肠癌家族史者都是高危人群，体检时最好加做胃肠镜检查。

6. 心血管检查

血压有时偏高，尤其是有高血压家族史者，可以加做动态血压监测；阵发性心悸、夜间胸闷或冒汗患者可以增加动态心电图和心脏彩超检查。

7. 脑部检查

经常头痛、头晕、眼花、黑矇或一侧肢体无力者，可以做颈动脉超声、脑部 CT 或 MRI。

8. 眼底检查

眼底视网膜动脉是人体唯一能肉眼观察到的血管，是全身动脉的窗口，不少血管病变是通过眼底检查才得以及时发现的。

高血压是引发全身小动脉硬化的重要因素，约 2/3 的高血压患者易出现眼底病变。眼底检查能反映高血压患者全身小动脉病变情况。

糖尿病视网膜病变是患者最严重的并发症之一，许多糖尿病患者待视网膜病变确诊时病情已经非常严重了，错失了最佳治疗时间，面临失明的风险。如果糖尿病患者能够每年拍一张眼底照片，观察眼底是否存在病变风险，就可及时进行干预治疗。

老年性黄斑变性。黄斑位于视网膜的中心，是视力最敏感的部位。随着年龄的增长，视网膜上皮层病变老化，导致脉络膜上的毛细血管通过病变部位长到视网膜下或者视网膜内，很容易出现渗漏和出血。通过眼底照相可清楚观察黄斑的情况。

青光眼。青光眼是一种不可逆转的致盲性眼病，我国90%的青光眼未能早期诊断，10%的患者由于未能及时诊治而致盲。通过眼底照相可及时发现青光眼的蛛丝马迹。

其实，眼底照相的原理和照相机一样，它能透过人的瞳孔给眼底拍张彩照，可清晰地看到眼底血管、神经、黄斑等情况。给中老年人眼底拍张照片，不仅能发现眼部疾病，还能判断全身情况，给医生和患者带来极大的便利和帮助。建议45岁以上人群每年检查眼底一次。近期发生视物模糊并伴有头痛者，更须做此检查。

9. PET-CT 的特色及适应证

PET-CT 将 PET 与 CT 完美融为一体，一次显像可获得全身各方位的断层图像，且定位精确，可一目了然地了解全身整体情况，达到早期发现病灶和诊断疾病的目的。

（1）能快速进行全身检查。PET-CT对全身扫描一次仅需20分钟左右，可直接观察到疾病在全身的受累部位及情况。

（2）能早期诊断肿瘤等疾病。由于细胞代谢活跃时摄取显像剂能力为正常细胞的2—10倍，在图像上形成明显的"光点"，因此在肿瘤早期尚未产生解剖结构变化之前，即能发现隐匿的微小病灶，且能精确定位。

（3）检查安全、无创，辐射半衰期短，所接受的剂量相当于一次胸部CT扫描的剂量，安全性高，短期内可以重复检查。

（4）性价比高。一次检查可以准确判断多数肿瘤的良恶性、是否有转移，并可对肿瘤进行准确分期；可评价治疗效果，减少不必要的治疗方法和剂量；能准确判定肿瘤治疗后是否复发。虽单一检查费用较高，但实际上避免了不必要的手术、放化疗和住院，总体性价比突出。

但PET-CT也不是万能的，肿瘤早期因细胞数目有限不易被检测出来，假阳性和假阴性也比较多，所以要做到100%查出早期肿瘤非常困难。

10. CT 检查与 MRI 检查的区别

CT是利用精确的X线束与灵敏度极高的探测器一

同围绕人体某一部位做一个接一个的断面 X 线扫描，得出该层面各点的吸收系数值，并清晰地显示在监视器上。

MRI 是一种生物磁自旋成像技术，利用原子核自旋运动的特点，在外加磁场内，经射频脉冲产生信号，经计算机处理转换成图像。

MRI 的长处是能获得脑和脊髓的立体图像，不像 CT 那样一层一层地扫描，有漏掉病变部位的可能。MRI 针对膀胱、直肠、子宫、阴道、骨、关节、肌肉等部位的检查优于 CT，且对人体没有损伤。

MRI 的不足之处：和 CT 一样，很多病变凭 MRI 仍难以确诊，不像内镜可同时获得影像和病理两方面的诊断；MRI 对肺部的检查不如 X 线及 CT；对肝脏、胰腺、肾上腺、前列腺的检查不如 CT，且费用要高得多；对胃肠道病变的检查不如内镜检查；危重患者、妊娠 3 个月内的孕妇和带有心脏起搏器或某些金属异物的患者不能做 MRI 检查。

11. 胃肠镜检查

健康体检中有很多胃肠不适的人，因为惧怕，所以不想做胃肠镜检查，往往发现问题时已是中晚期癌症，错失了最佳治疗时机。其实，随着无痛内镜和操作技术的进步，胃肠镜检查时间明显缩短，受检者已感觉不到多大痛苦。

如果你有腹痛、腹胀、泛酸、便秘、腹泻等不适，最好做一次胃肠镜检查。因为这些症状很可能是由胃肠的炎症或息肉等良性疾病引起的，需要及时治疗；也可能是由食管、胃、结直肠癌等恶性肿瘤引起的。对于这些疾病，一般的体检很难做出早期或明确诊断，只有胃肠镜检查才能直观地发现病灶，使病灶得以早期发现、早期治疗。

胃镜检查适合以下人群：上消化道不适，怀疑食管、胃及十二指肠病变者；幽门螺杆菌阳性者；有胃癌家族史者；已确诊为萎缩性胃炎、胃溃疡等疾病，待胃镜检查者；40岁以上人群。

50岁以上人群，不论有无症状均应进行一次结肠镜检查。此外，结肠镜检查还适用于以下人群：有下消化道症状，如腹痛、腹胀、腹泻、便秘、大便习惯改变、腹部包块等患者，便血或持续性大便隐血阳性者，结直肠息肉或息肉切除术后需复查者，等等。

值得提出的是，胃肠镜检查不用每年都做。一般胃镜检查后无明显异常者可以3年左右再复查，结肠镜检查无明显异常者可以5—10年后再复查。如果结肠镜检查有问题，应根据医嘱及时复查。

12. 超声内镜

超声内镜是一种通过内镜头端安装超声高频探头来进行消化道检查的新技术，相比普通内镜具有多种优势。普通内镜善于观察表面黏膜层的病变，但对黏膜层下的病变及胃肠道外邻近器官的病变就无能为力了。超声内镜在做胃肠镜的同时，不仅可以对食道、胃肠道病变的层次进行观察，还可以对邻近的肝脏、胆管、胰腺等脏器进行超声检查。

超声内镜还可以判断肿瘤浸润的深度、范围，以及与周围邻近器官的关系，并且可以区分肿瘤来源是壁内病变还是腔外压迫，还可以根据内部的回声、与周围组织的关系来初步判断其性质。当 CT、MRI 检查发现存在纵隔点位病变时，可以通过食管超声内镜观察病变回声情况及与周围组织的关系，对病灶部位进行超声内镜引导下细针穿刺活检，直接获取病变细胞病理诊断标本。但由于超声内镜在检查过程中需要向腔内注入一定量的水以获得更好的成像，一般不能进行麻醉，以避免发生水的误吸和反流，所以超声内镜检查不能做"无痛胃镜"。

13. 胶囊内镜

胃镜是诊断许多胃肠病症的金标准，但胃镜也有"够不着"的地方，胶囊内镜却能填补这个空白。

胶囊内镜是一种做成胶囊形状的内窥镜，用来检查人体胃肠道，全称为"视频胶囊内镜"，胶囊大小约26毫米×11毫米。它的前端是一个拍摄镜头，在胃肠内移动过程中把角角落落的情况都拍下来，然后传输到患者随身携带的记录仪上。胶囊内镜具有操作简单、检查精确、视野广阔、全程无痛、安全有效等特点，且不会交叉感染，无须留观，可在门诊完成。检查结束后，胶囊随肠道蠕动自然排出体外。

胶囊内镜适用于以下情况。

（1）不明原因的消化道出血，经上、下消化道内镜检查无阳性发现。

（2）其他检查提示小肠影像学异常。

（3）无法解释的腹泻、腹痛、消瘦，经各项检查，如内镜、B超、CT等检查，无阳性发现。

（4）不明原因的缺血性贫血。

（5）非甾体类抗炎药引发的小肠黏膜损害。

（6）健康人群常规体检。

哪些人不能做胶囊内镜？

（1）体内有心脏起搏器或已植入其他电子医学仪器者。

（2）已知或临床怀疑有肠道梗阻或狭窄者。

（3）孕妇或吞咽困难者。

14. 超声颈动脉检查

超声颈动脉检查方便、快捷、无创，是观察全身动脉的一个窗口。

超声颈动脉检查可显示颈动脉硬化、狭窄（中膜厚度）和内膜粥样斑块情况，以及鉴别斑块的稳定性和易损性。稳定斑块相对比较安全，而易损斑块容易形成血栓，并随血流移行到下游的血管而堵塞脑动脉，引发脑卒中。临床资料显示，1/3 缺血性中风的罪魁祸首是颈动脉的易损斑块。

颈动脉是人体浅表大动脉，超声显像直观、清晰，因而是折射全身大动脉的一面镜子。如果颈动脉有问题，则心、脑、肾、四肢等全身大血管有问题的可能性极高。因而，超声颈动脉检查是中老年人体检必查项目之一。

15. 心理筛查

我国城镇居民中，73.6% 的人处于心理亚健康状态，16.1% 的人存在不同程度的心理问题，心理完全健康的人仅有 10.3%。抑郁症终身患病的人高达 6.8%，现症患者约有 700 万例，但识别率和治疗率均不足 10%。早期检出这些患者可以帮助他们走出心理困境，甚至挽救他们的生命。

现在很多人对心理健康不够重视，出现问题只会一味地压抑。心理筛查可以为个人心理问题提供预警机制，及时干预，避免演变成心理疾病，造成不可挽回的后果。尤其是以下 4 类特殊人群，加强心理筛查刻不容缓：一是易导致抑郁的职业从业者，如艺术家、作家、教师、基础科学研究者、IT 工作者、医护人员、销售人员；二是大一、大三学生；三是孕产妇和绝经期女性；四是空巢老人。

很多人去医院看病，表面上看是躯体不适，其实有可能是心理问题。一般连续两周出现工作疲劳、兴趣下降、食欲减退、睡眠不好、缺乏价值感等情况，就应进行心理筛查。

心理体检，即通过焦虑自评量表、症状自评量表、明尼苏达多项人格测试等检查，把"心病"从根上找出来，这样"身病"也会减少，达到身心健康的目的。

16. 基因检测

人的遗传因素——基因在疾病发生过程中大约占

20% 的影响比重。基因与生俱来，除遭受核辐射或骨髓移植等极端情况外基本不会发生改变，但环境因素可能调控和改变基因。也就是说，依据人的基本特点预测个体未来更容易罹患哪些疾病，这样一方面在体检时可以有针对性地对重点器官进行检测，以便早发现、早治疗疾病；另一方面，可以通过生活方式的调整，或有效规避工作环境"雷区"，以最大限度地避免疾病的发生。例如，接受疾病易感基因的检测和干预性治疗，可以使家族性大肠癌发病率下降 90%，家族性乳腺癌发病率下降 70%。

基因检测可以对心脑血管疾病、肿瘤、糖尿病、肝脏疾病、血液性疾病、免疫代谢性疾病等人体常见的150 多种慢性复杂性疾病进行风险预测。

基因检测有 4 种：一是有遗传病史或家族病史者，体检时可以加做不同类型的基因检测套餐，如专项肿瘤基因检测套餐、乳腺癌基因检测套餐、肺癌基因检测套餐等；二是多种肿瘤基因检测套餐，可以全面排查体内隐藏的肿瘤，提前预防相关肿瘤的发生；三是常见慢性病套餐，提醒受检者患慢性病的潜在风险；四是健康尊享套餐，可以评估 140 多项潜在患病风险。

基因检测能够帮助人们找到遗传物质（基因）中影

响健康的因素，根据检测结果，制订个性化健康管理方案，从而帮助人们有效规避疾病发生的危险因素，防患于未然。

现在，一些检测机构宣称只要抽血提取 DNA 样本，就能测出天赋基因、多情基因、害羞基因、酗酒基因等。其实，目前情绪、天赋方面的基因检测是没有科学依据的。因为与智能有关的基因有几十个甚至上百个，只知道某一个基因，说明不了一个人的智能高低。

三、如何选择体检套餐

千篇一律的体检套餐，对于不同年龄段的人群并不是完全适宜的，不是"亡羊补牢"，就是"劳民伤财"。如有个40多岁有上腹不适病史的中年人，其一级亲属有胃癌史，但他没有选择做胃镜检查，而是做了动脉硬化的系列套餐。体检结果显示"健康"，但其实没有发现胃癌早期病变，2年后他因胃痛去做了胃镜检查，此时才发现患有胃癌。其实，这个中年人属于胃癌的高危人群，选择体检项目时应去掉"动脉硬化"，补上"胃镜"。又如中老年肺癌高危人群因没做CT检查而漏诊肺癌。此类事例不胜枚举。

由此可见，根据自己的年龄、性别、职业、健康状况和家族病史等各方面进行综合分析，"量体裁衣"制订个性化的体检方案是何等重要。

首先，体检前要做到"心中有数"。要准备一份健康档案（如慢性病史、历次体检主要问题、平素自觉症状、一级亲属肿瘤史或高血压史等），医学体检的医生根据你的年龄段和健康档案帮你"量体裁衣"，有的放矢地选择合适的套餐。这样的"套餐"，你"吃"起来不仅"营养丰富",也"津津有味"。

其次,根据不同年龄段选择或调整体检套餐。

20—30岁,这个年龄段的人往往是初入职场,生活不规律,熬夜,吃外卖,压力大,无法巧妙应对各种问题。由此导致不少年轻人睡眠不足,患上失眠、烦躁、焦虑甚至抑郁等心理疾病,或者乙肝、幽门螺杆菌感染等传染性疾病。少数年轻人也有可能患上白血病、脑瘤、骨肉瘤等疾病。这个年龄段的人可以选择基本套餐,并根据个人健康档案补充检查项目。

30—40岁,正值事业上升期,应酬多,工作压力更重,高血压、高血脂、高血糖和疲劳综合征等慢性病开始找上门来。这个年龄段的人需重点筛查"三高"及癌症。女性要特别重视乳腺癌、宫颈癌,可选择HPV、TCT阴道彩超等检查,并根据个人健康档案补充检查项目。

40—50岁,事业处于顶峰期,同时机体开始老化,尤其是心血管系统。这个年龄段的人主要关注动脉硬化情况,每年检查并记录好体重、血压、血脂、血糖、血尿酸等指标。此时需要与往年对比这些指标是上升还是下降。对于有"三高"甚至"五高"的人来说,通过体检可以了解经过生活方式调整或药物治疗的效果。

同时，这一时期结节、肿瘤等也会初见端倪，家族遗传性疾病发病率上升。建议有家族遗传性疾病史、三代以内亲属有肿瘤病史的人提早检查。以胃癌家族史为例，家人患癌时的年龄减去 15 年，便是需要做胃镜的年龄。另外，肺癌是我国发病率最高的肿瘤，高危人群应注重 CT 和肿瘤标记物筛查。值得注意的是，部分女性在此阶段已进入绝经期，可通过乳腺彩超、钼靶和相关肿瘤标记物等手段进行早期筛查。

50—60 岁，除了重点关注动脉硬化、心脑血管疾病和肿瘤外，这个年龄段的女性体内雌激素水平降低，钙流失增加，或多或少会出现骨质疏松，建议每年做一次骨密度检查。这个年龄段的男性前列腺病高发，尤其直系亲属有前列腺癌病史或排尿有问题的人，建议定期做彩超、PSA 检查。

60 岁以上应全面体检。60 岁是老年生活的开始，这个年龄段的老人应该全面体检。除了重点检查心脑血管疾病和恶性肿瘤相关项目，还要关注甲状腺、肾功能、消化道息肉、骨关节病变、口腔疾病、眼底病变、听力和记忆功能等，以便早发现、早治疗。

四、体检前的准备

1. 不要随意放弃某些体检项目

在体检中被"弃检"较多的项目有体重、便常规、胸部 X 线片或 CT、肛门指检、妇科、耳鼻喉和眼底视网膜等。实际上，这些常规项目与很多疾病密切相关。如果不测体重，对整个健康评估来说，就好像缺了一条腿。一个人体重超标，可能患有糖尿病、代谢综合征、动脉硬化、心脑血管疾病。不拍胸部 X 线片或 CT，就可能漏诊肺部结节或肺癌。

2. 注意需空腹的体检项目

一般静脉取血的体验项目都要求空腹。因为进食后各种营养物质被人体吸收进入血液，会改变它们在血液中的含量。另外还要注意的是，饮食要清淡，多吃蔬菜，别吃高脂肪食物，也不要喝酒。体检前 3 天里如果摄入高脂肪食物，会导致血脂异常，对判断心血管疾病和脂肪肝不利。体检前喝酒也可能使各项肝功能指标偏高。

空腹抽血是指禁食 8 小时后空腹采集标本。一般是在晨起早餐前抽血。禁食是指不摄入任何食物和饮料（含咖啡、茶水等）。空腹抽血是为了避免饮食成分和白天生理活动对检验结果的影响。

体检前空腹并不是要让受检者饿肚子，更不是为了得到饿了十几个小时（处在饥饿状态）以后的化验结果。因为身体处在饥饿状态时，体内各项机能指标数会有变化，使采集的血样与平时不同。这样化验出来的结果即使"正常"，也不能反映人的真实情况。

那么，怎样才算空腹呢？具体要求是：抽血的前一天晚上，保持平常的生活习惯，正常饮食，饭菜宜清淡，不要喝酒。当天早上不吃早餐，少喝或不喝水，不做早锻炼运动，平静地到体检中心等候采血。这样的血标本才是能反映真实情况的好标本。

抽血前要求空腹主要是检查肝功能、肾功能、血糖、血沉等项目的需要。如果是查血常规，抽血前可以正常饮食。体检前一天晚餐要求"清淡饮食"，也不是要求不吃，该吃还要吃，只是在晚8点以前吃完就行，但不可大吃大喝，否则会导致化验的血糖、血脂等结果不确切。需空腹的体检项目有体检抽血（肝功能、肾功能、血脂、血糖等）、腹部超声、碳13尿素呼气试验、体重（最好在排尿后）、耳鼻喉科（防止检查咽部引起呕吐反应），以及特殊检查（腹部CT、增强CT、PET-CT、增强 MRI 等）。

有些人的甘油三酯特别高，以至于血清像牛奶一样，这可能与饮食有关，这种情况会影响其他血脂项目体检的正确性。因此，在体检前可吃几天素食，再做空腹抽血化验。

此外，空腹时间不宜超过 16 小时，因为超过 16 小时后，过度饥饿会使血清蛋白、葡萄糖、补体 C3 含量下降，血清胆红素上升。

3. 空腹抽血要不要停药

健康体检抽血前应禁食禁水，但有些人唯恐出错，执行起来有板有眼，甚至"矫枉过正"，反倒影响自身健康。如高血压患者体检当天早晨起来为了不喝水，连降压药都不敢吃，体检时测出来的血压值很高。其实，口服降压药的用水量是不足以稀释血液浓度的，自然也不会影响检查结果的正确性。因此，需要早晨空腹服药的慢性病患者，一般都可以用少量水把药吃了再做体检。

为防止检查中出现异常出血等情况，做胃肠镜前应停服 3 种药：（1）抗凝血药，即避免使用影响凝血功能及血小板凝集功能的药物，如氯吡格雷、阿司匹林、华法林、肝素等；（2）非甾体类抗炎药，如对乙酰氨基酚、布洛芬、塞来昔布等，建议在口服肠道清洁剂当天和之后的 3 天内不继续使用；（3）血管紧张素转换酶抑制剂（降压药），如卡托普利、依那普利等，建议在口服肠道清洁剂当天和之后的 3 天内不继续使用。

做肝功能检查时不要在用药 4 小时内抽血检查。如果身体条件允许，最好是在做肝功能前 3—5 天停药。通常用药量越大，间隔时间越短，对结果的干扰越大。

另外，做肝功能检查前若患感冒，最好在感冒治愈后 7 天再做检查，因为感冒可能会影响检查结果。

服用某些保健品，如灵芝孢子粉、螺旋藻等，会引起某些肿瘤标记物显著升高。因为这些保健品中存在的某些异嗜性抗原会与糖类抗原交叉反应，所以在检查肿瘤标记物前，应先停止服用上述保健品一周，以免得到假阳性的结果。

抽血后如何避免局部瘀斑？抽血后产生瘀斑最常见的原因是局部按压不当。按压的位置及方法对止血非常重要，需要用 3 根手指在皮肤针眼上方约 0.5 厘米处按压，且尽量与血管方向一致。千万不要边按边揉，否则不但不能止血，反而会加重出血。

4. 肠镜检查的准备工作和检查流程

一是饮食。肠镜检查前几天，最好是一周，受检者需开始食用低纤维食物，如非全谷类食品馒头、大米粥等，避免食用有色、有种子的蔬菜、水果等食物，可以摄入粗加工的蔬菜和水果。肠镜检查前一天，不能再吃固体食物，以流质食物为主，如清汤、茶水、黑咖啡、清亮的果汁等。检查前一天晚上仅以清淡饮食为主，如米汤、藕粉等，检查前 2 小时禁食和禁水。

二是肠道准备。简单地说就是清洗肠道。肠道清洁度是肠镜检查成败的关键。据统计，约有 1/4 受检者因自身肠道清洁问题，漏掉小的病变或肠镜检查时间延长，甚或检查失败。

清洁肠道的要求很高，仅仅靠饮食干预是远远不够的，还需要借助药物干预手段。一般常用药物是复方聚乙二醇电解质散。此药是一种等渗溶液，不影响肠道的吸收与分泌，安全有效。检查前 4—6 小时，将 3 盒复方聚乙二醇电解质散全部溶于 3000 毫升温开水中，搅拌均匀，首次服用 1000 毫升，剩余量每 15 分钟服用 250 毫升，2 小时内服完。服用时应多走动配合轻揉腹部，加快肠道蠕动。便秘患者可以提前、分次服用，达到缓泻药的效果。一般在服药 1 小时后会出现腹泻，排便次数在 7—8 次，直到解出淡黄色透明液体，那就过关了。

需要注意的是，服用清肠剂前需禁食 4 小时以上，确保胃内无内容物残留，保证肠道清洁。如果做无痛肠镜，需在检查前禁食 6 小时，禁饮 2 小时。

三是做一些必要的检查。做胃肠镜前应做血常规、肝肾功能检查、凝血试验、感染性筛查（如乙肝表面抗原、艾滋病等）。

在肠镜检查中，医生会将肠镜经肛门送入结肠的起始部位——回盲部，通过管道前端的电子摄像头观察肠道黏膜。医生在高清显示器上发现可疑病灶时，可通过活检孔道置入活检钳，钳取活体组织进行病理学检查，从而确定病变部位的良恶性。

息肉是检查中常见的一大结肠病变，包括炎症性息肉、增生性息肉及腺瘤等。部分有危险性的息肉会慢慢长大，最终发展成结直肠癌。

通过肠镜检查，医生可以及时发现并摘除这些潜伏在身体内的"炸弹"，完全切断癌变之路。肠镜应用于早期结直肠病变的筛查和治疗，可大大降低结直肠癌的发病率和病死率。

大多数人可较好地耐受肠镜检查，只是感到有些腹胀或压迫感，不会有明显的疼痛。对疼痛较敏感者可考虑做无痛肠镜检查。检查前，医生会给受检者静脉注射镇静剂，使受检者在没有意识的状态下接受检查，无任何不适感，整个过程通常持续 5—10 分钟。

检查后可能会感觉腹胀，排气后症状会迅速缓解。一般结束后即可进食。在某些情况下，如进行了电刀息肉切除术，医生会要求口服营养液或止血药。

5. 无痛肠镜检查的准备工作和注意事项

无痛肠镜检查采取全身麻醉和镇静镇痛方法，使受检者在无痛和无感觉状态下顺利完成检查。由于术前需要使用麻醉药物，所以术前评估十分重要，受检者应告知医生自己心脑血管疾病和饮酒史等信息，以便医生判断受检者在检查过程中可能发生的风险。

无痛肠镜检查期间，受检者处于蒙眬或意识消失状态，即使保留了自主呼吸能力，也有发生心脑血管意外和呼吸抑制的可能。因此，受检者应在术前帮助医生做好术前评估。

为避免肠镜检查操作期间的交叉感染，医生还会要求受检者在检查前做"快检四项"（乙肝、丙肝、梅毒、艾滋病）筛查。

为保证检查顺利进行，受检者应在检查前至少禁食 6 小时，至少禁饮 2 小时。尤其要注意至少在检查前一天，要吃少渣、半流质食物，如稀饭、面条等，避免食用蔬菜、水果等高纤维食品。泻药的服用要空腹4—6小时后进行。

做完检查后，受检者在短期内可能会感到头晕等不适，此时应有家人陪同，在受检者完全清醒后方可离院。此外，患者当天不宜驾车、高空作业、剧烈运动等。

6. 如何憋尿

在健康体检或临床检查中，很多检查项目需要憋尿，如男性泌尿系统检查、前列腺经腹彩超检查，女性子宫附件经腹彩超检查、中晚孕期产科宫颈管测量等。憋尿能让膀胱充盈起来，从而可以作为透声窗，把肠管推开，减少腹腔肠管气体干扰，帮助医生更清晰地观察膀胱、前列腺、子宫附件，以免造成误诊或漏诊。

在检查前1小时，如果没有心肾疾病，受检者可以饮用1000毫升左右的温开水，之后进行一些中等强度的运动，加快尿液生成。

但要注意的是，饮水过多、膀胱过度充盈，可能会导致假性肾积水，同时还会压迫周围器官引起移位或变形，一些小的卵巢囊肿和子宫肌瘤等可能会被掩盖，导致误诊。

7. 像测量血压一样做肺功能检查

我国40岁以上人群中，慢阻肺的发生率约为8.2%，其病死率仅次于恶性肿瘤和心脑血管病。慢阻肺虽然早期没有症状，但肺功能已经出现了改变，甚至肺结构已经破坏。当患者出现气急、呼吸困难等症状时大多已经进入中晚期，肺的通气功能已损害了50%以上，5年内病死率高达20%—30%。

由于肺腑具有较强的代偿性，一旦出现疾病，进展往往比较隐秘，不为人察觉，尤其是早期症状不明显，因此非常容易漏诊和误诊。

肺功能检查是一项物理检查，无创无痛、无放射，对身体无损伤，只需按医生的要求做相应的吸气动作就能顺利完成。它可以判断呼吸道通畅程度、肺容量的大小，检出气道病变，判断肺功能障碍的类型及严重程度，是一种步骤简单、易于接受的检查方法。

肺功能障碍主要是小气道功能障碍。据中国工程院院士王晨和中日友好医院教授肖丹团队对我国10个省市城乡的5万余居民做的肺功能调查，我国20岁以上人群中，43.5%的人有小气道功能障碍，96.15%的慢阻肺患者存在小气道功能障碍，即使在没有罹患慢阻肺和哮喘的人群中，也有41.3%的人存在小气道功能障碍。小气道功能障碍主要风险因素是吸烟、大气污染、超重或肥胖。

什么是小气道？为什么很多患者没有早发现小气道功能障碍？

气道分为小气道和大气道，小气道是指吸气末直径小于2毫米的气道。由于数量多，总横截面大，对气流阻力不到总气流阻力的20%，小气道病变早期不会对正常通气造成严重影响，所以患者没有明显症状。它不像大气道，掉下去一粒花生米就会引起咳喘。

小气道病变是肺功能受损的早期表现，建议以下6类高危人群尽早检查肺功能：（1）40岁以上，无论是否吸烟及有无呼吸道症状的人群；（2）长期吸烟人群，包括有吸烟史已戒烟的；（3）有明确肺部疾病的人群，如慢性支气管炎、哮喘、肺部肿瘤、肺间质性疾病等；（4）不明原因的咳嗽、气促及咳痰的人群；（5）长期暴露于有烟雾或粉尘环境中的人群；（6）家中存在哮喘患者的人群。

肺功能检查要像测量血压一样，40岁以上人群每年常规体检一次，其他慢性咳嗽等高危人群每半年检查一次。吸烟者一定要尽早戒烟，不要等到得了慢性病才行动。

日常生活中切莫忽略肺功能不全的蛛丝马迹，如在爬楼梯、做家务或者逛街买东西时，比同龄人更容易出现呼吸困难、活动能力下降等情况，应该及时检查肺功能。

肺功能检查虽然适用于绝大多数人，但也有几种情况不宜检查：3个月内曾发生心梗、脑卒中，近4周出现严重心功能不全、心律失常和心绞痛等。此外，肺大疱患者、孕妇要经医生评估后再做检查。

8. 不要忽视肛门指诊

肛门指诊又称"直肠指诊"，有些人因不愿接受指诊而放弃肛门指诊，这是不可取的。因为早期直肠癌几乎没有任何症状，而肛门指诊是早期发现直肠癌最简单的方法，80%的直肠癌是由肛门指诊检出"肿块"进而做细胞学检查确诊的。直肠癌若能及时发现、治疗，其愈后又保养得比较好，患者的生存期可达几十年。

肛门指诊虽有些不舒服，但用1分钟不到的"痛苦"换来几十年的健康，还是值得的。

9. 不要忽视粪便检查

健康体检中常规粪便检查被漏检的并不少见。许多人认为大便检查并不重要，只要自己排便正常不检查也无妨。其实这是一种误解，看起来比较简单的粪便检查，实际上包含消化系统的大量信息和疾病隐患。

粪便检查是一种标本易取、检验快捷的三大常规检查之一。粪便检查包含粪便常规检查和隐血检查。常规检查指的是一般性状检查和直接涂片镜检，检查颜色、性状、寄生虫虫卵、霉菌等显微镜下可见的异常物等，可为许多疾病的诊断提供线索。

粪便检查结果对诊治消化道肿瘤及出血有重要的参考价值，常作为消化道恶性肿瘤的诊断过筛试验。如粪便隐血试验阳性，在排除肠道炎症、钩虫病、痔疮等疾病外，要考虑结直肠息肉或肿瘤的可能，尤其是粪便复检持续阳性者，患结直肠肿瘤的可能性更大。

为了保证粪便检查结果的准确性，检查前3天受检者应禁食肉类、动物血、脏器及含叶绿素类食物，并禁服铁剂及维生素C。新鲜标本应立即送检，最好不要超过1小时，放置过久会破坏有形成分。如果体检前没有便意，等有了大便后补检也可以。

10. 超声检查

检查腹部脏器时需空腹或做严格的肠道准备。如在检查肝、胆、胰之前，3天内最好禁食牛奶、豆制品、糖类等易发酵的食物，检查前一晚应清淡饮食，当天需空腹，禁食、禁水。

对于不同的项目，超声检查有不同的憋尿和排尿要求。男性膀胱超声检查需要"憋尿"。男性前列腺超声检查需要"有尿"，但不能憋得太厉害。残余尿检测需要排尿后再次检查。女性经腹妇科（子宫、附件）超声检查需要"憋尿"，而且需要"憋得厉害"。女性经阴道妇科（子宫、附件）超声检查不需要"憋尿"，有时检查前医生还会要求排空尿液。

检查时若需要保留膀胱尿液，可在检查前2小时喝1000毫升左右的水，检查前保持不排尿。

超声检查最"怕"气体干扰。超声遇到气体不会反射，因而当人体组织被气体遮盖时，遮盖部位的信息就等于零。进食后，食管、胃肠道会有大量气体产生，从而干扰检查，并且胃肠道被食物充满后食物会形成肿块、结石样的声像，严重时会导致误诊。同时，胃肠道的气体还会干扰周边脏器的检查，如肝、胆、胰、肾上腺、肾动脉、腹部血管、腹膜后等，因此做这些脏器的检查也需要空腹。

11. 心电图检查

检查前一天避免剧烈运动，检查前最好不要空腹，因为这样可能会引起低血糖，造成心跳加快，从而影响心电图检查结果的准确性。检查前最好安静休息10分钟左右，不能在跑步、饱餐、喝冷饮或吸烟后进行检查。检查时要全身躺平，放松心情，呼吸要平稳。做双倍二级梯运动试验前，当日还应禁食。

12. 碳 14 呼气试验

幽门螺杆菌感染与胃炎、胃溃疡、胃癌等病症密切相关。幽门螺杆菌感染的常规检测方法是做碳 14 呼气试验，此方法简便、无创、无痛，结果可靠。

做碳 14 呼气试验要注意以下 4 个事项。一是空腹或餐后 2 小时进行检测，为避免摄入食物影响检查结果，检测前需要清洁口腔。二是抗菌药物、铋剂可能造成检测结果假阴性，因此在检测前至少停药 4 周，质子泵抑制剂至少停药 1 周。尤其是幽门螺杆菌阳性根除治疗复查患者，至少需要停药 1 个月，以免出现假阴性，影响治疗。三是碳 14 呼气试验所用的是一种放射性标记物，所以备孕者、孕妇、哺乳期妇女、儿童一般不宜进行此种检查。为了备孕妇女的安全，建议碳 14 呼气试验 3 个月后才能开始备孕。而碳 13 呼气试验没有放射性，对人体比较安全，孕妇、儿童也能做。四是做完检测后，由于碳 14 尿素需要经肾脏排出，此时必须多喝水、多排尿来加速碳 14 尿素的排出。

13. 各项体检的最佳时间

血常规：清晨没有吃东西，上午 7—9 点抽血最为合适，最晚不超过上午 10 点。若空腹时间过长，体内激素水平会发生变化，影响血糖等指标的准确性。

男科睾酮检查：上午 9—11 点最准确。

尿常规：最好是早上起床第一次尿。注意检查前一晚别吃大鱼大肉，水也不能多喝，留取中段尿，避免尿液被粪便及阴道分泌物污染。女性应避开生理期，留取标本前应清洁阴部。

肠镜检查：需提前 3—4 天做好饮食准备，并服用清肠剂。检查前最好保持空腹。

妇科检查：生理期结束后 3—7 天。阴道用药停药1 个月后检查最佳。

乳腺检查：在生理期期间，受相关内分泌激素的影响，乳腺会产生一些生理变化，影响检查结果。一般在生理期开始后第 10 天，雌激素对乳腺影响最小，处于相对静止状态，此时检查能更好地发现病变或异常。绝经后的女性可自由选择检查时间。

五、影响体检结果的因素

1.血检的影响因素

在健康体检中，静脉血采集是必检项目之一，但有些因素会影响血检结果。

（1）饮食。体检前3天饮食要清淡，不宜食太咸、太甜、过于油腻的食物，不宜食用高蛋白食品及大量海产品，检查前1周内禁食含铁高的食物，避免暴饮暴食及刻意控制饮食。采血应在空腹8—14小时后第二天早上进行，太晚血糖值会因为体内生理性内分泌激素影响而不准确。餐后或延长空腹时间均可使血液化学成分改变：餐后血糖、血钾、碱性磷酸酶及甘油三酯升高，血磷降低；饥饿时血糖及蛋白质降低，胆红素升高。

不同的食物对检查结果会产生不同的影响：吃过多的高糖食物，会影响血糖、尿糖的检测；高蛋白饮食会使尿素、血氨、尿酸含量升高；高脂肪饮食会导致血脂升高；含碘高的食品如海带、藻类、深海鱼油等会影响甲状腺功能检查；含嘌呤类高的食品如动物内脏、海鲜类食品，会影响尿酸的检测；动物血制品如猪血、鸡血等会影响大便隐血试验检查。

除了食物，烟酒及各种饮料也会影响检查结果。饮酒会使尿酸、乳酸升高。连续饮酒会引起谷草转氨酶、谷丙转氨酶上升。长期饮酒者高密度脂蛋白偏高。抽烟可使儿茶酚胺、胃泌素、皮质醇、生长激素等升高。饮咖啡可使淀粉酶、谷草转氨酶、谷丙转氨酶、碱性磷酸酶、促甲状腺激素等升高。此外，饮水过多或过少会使血液稀释或浓缩，影响检查结果。

（2）运动。抽血前24小时内不要做剧烈运动，因为剧烈运动会影响体内代谢，会使血中许多成分如葡萄糖、血清蛋白、钾、钠、钙等成分发生变化，许多酶类水平也会升高，如谷草转氨酶、乳酸脱氢酶、碱性磷酸酶、肌酸激酶等指标会升高。匆忙赶到体检室的人要休息15分钟后再采血。

（3）药物。很多药物可能会影响检查结果，如维生素C可使乳酸脱氢酶减低，口服避孕药可使转氨酶升高，激素、利尿剂可导致水、电解质和糖代谢紊乱，等等。因此，体检前应尽可能停服非必需药品和对检验有干扰的药物。

但要注意的是，检查前勿突然停用当日降压药物、治疗心脏疾病药物、降糖药、抗凝药物和抗癫痫药物等需要空腹才能服用的药物，这些药物可以在体检前用少量温开水送服。

（4）情绪波动。紧张、情绪激动会影响神经内分泌功能，使血糖、血脂、乳酸等升高。体检前要控制情绪，化验前保持情绪稳定。

静脉采血时心情要放松，以免因为紧张而造成血管收缩，增加采血难度；同时还可以避免因神经血管反射而引起的晕血。

（5）生理期。女性生理期前后不宜进行妇科、血常规、肝功能检查等。生理期期间和生理期后5天不宜做尿常规检查，否则会导致尿检隐血假阳性。

（6）体位。血浆和组织间液的平衡可因体位不同而改变，其中细胞成分和大分子物质的改变比较明显，如由卧位改为立位，血浆可因此浓度增加，总蛋白、胆固醇、甘油三酯、胆红素、酶、钙等含量增加，血红蛋白和红细胞计数亦可因站立而增加。一般来说，静坐6—10分钟后以坐位采血为最佳。

（7）吸烟。长期大量吸烟的人，血液一氧化碳血红蛋白含量高达8%（不吸烟者低于1%），易引起低氧血症。吸烟还可使血中儿茶酚胺和皮质激素增加，对血压及血液学指标有一定影响。

2. 大便隐血阳性的影响因素

大便隐血试验是测定消化道出血的一种，主要用于检验肉眼看不见的少量消化道出血，即便是大便中含有极微量的血液也可以检查出来。

需要注意的是，隐血试验结果受饮食的影响很大，饮食中只要有亚铁离子成分，就有可能造成隐血试验假阳性，如食用了含有动物血、动物肝脏的食物。有时，进食大量绿色蔬菜、牙龈出血并把血性唾液咽下，也可能导致大便隐血试验假阳性。因此，患者检查大便前不要吃可能影响隐血结果的食物。另外，贫血患者服用铁剂，也可能导致大便隐血试验假阳性。

3. 血脂的影响因素

检查血脂前不注意饮食、作息和药物等因素的影响，会导致假性血脂异常，给受检者带来不必要的困惑。影响血脂的因素主要有以下 4 项。

一是饮食。检查前一天进食大量高脂食物会影响化验结果。一般在抽血前 3 天内应避免高脂饮食，以免造成血脂升高的假象。

酒精对甘油三酯十分敏感。大量饮酒后，2—3 天内的血脂浓度尤其是甘油三酯浓度会显著升高。因此，抽血前 3 天内不能大量饮酒，24 小时内连少量饮酒都不行。

不可空腹时间过长，否则身体里储存的脂肪会被"动员"起来，使甘油三酯浓度升高，影响测定结果。所以，空腹时间以10—12小时为宜。

体检前一两周内刻意节制油脂和肉类食物的"作弊"方法有可能使受检者拿到一个正常的化验结果，但可能给心脑血管疾病埋下隐患。一般只有在抽血前2周内保持平常的生活习惯和饮食习惯，才能反映真实的血脂情况。

二是心理作息因素。长期睡眠失调、熬夜、劳累、精神紧张、忧虑等都会影响血脂代谢。另外，体位也会影响血脂的浓度。研究显示，站立5分钟，可使血脂的浓度升高5%；站立15分钟，即可提高16%。这是因为体位可能影响水分在血管内的分布。因此，体检前一天最好不要进行剧烈的体能锻炼；在抽血前应保持安静，休息5—10分钟再抽血。

三是生理病理因素。女性在生理期、妊娠后期、哺乳期期间，各项血脂检查结果都会升高。哺乳期女性应在停止哺乳3个月后再进行血脂检查。发热、急性感染、外伤、手术等也会使血脂结果异常。

四是药物。口服避孕药后，低密度脂蛋白胆固醇

（Low-Density Lipoprotein Cholesterol，LDL-C）和甘油三酯浓度会明显升高。长期服用利尿剂氢氯噻嗪和氯噻酮，可使低密度脂蛋白胆固醇上升 10%、高密度脂蛋白胆固醇下降 12%。若受检者服用含有此类成分的降压药物，胆固醇和甘油三酯会明显升高。

血脂是体检中影响因素最多的项目之一，受检者抽血前一不留神就可能让结果出错。检查前若能关注以上 4 个问题，就可获得一个可靠的检查结果。

4. 血糖的影响因素

糖尿病或隐性糖尿病患者健康体检报告血糖升高，除了胰岛功能受损引起的糖代谢紊乱外，还有以下 4 种影响因素。

（1）不良情绪。不良情绪对血糖影响很大，紧张、焦虑、抑郁、烦恼、过度兴奋等情绪变化都会造成交感神经兴奋，升糖激素分泌增加，胰岛素分泌下降，从而引发血糖升高。

（2）睡眠不足。与不良情绪一样，睡眠不足、熬夜都会导致血糖升高。糖尿病患者每天需要保证 6—8 小时睡眠时间，每天睡眠时间小于 6 小时或大于 9 小时都会影响血糖值。

（3）应激情况。女性处于妊娠期或生理期，患有感冒、发热等感染性疾病，外伤，手术等，都会使升糖激素分泌增加，胰岛素分泌下降，从而引发血糖升高。

（4）吃动不平衡，血糖易波动。无论高血糖还是低血糖对脏器损害都会加重，而低血糖的风险比高血糖更大。

六、读体检报告时要注意的事项

许多人虽然坚持每年做一次体检，但拿到体检报告以后并不仔细看，或者一看肿瘤相关的指标都正常，就觉得万事大吉，即使其他指标异常也不会放在心上，认为自己身体还好，有点小病无关紧要，或者当时注意一下，但工作一忙就把这事给忘了。

有关健康体检资料显示，各项指标基本正常者不足 5%，50 岁以上的人 70% 有 2 项以上指标明显异常，其中 10% 的人指标异常在 20 项以上。然而，不少人"检而不修"，轻描淡写地说："我就是血脂高，身体还是棒棒的，以后注意就行了。"然后吃喝如常，既不增加运动量，也不就医服药，这种体检等于白检。

其实，人体健康和疾病状况的表露，并非"非黑即白"，还有许多不为人们注意的"灰色地带"，即除了看体检报告的异常情况外，还应注意各项指标的临界状态和历年体检指标的动态变化等问题。

体检后读体检报告，要注意以下 9 个事项。

1. 看风险

每个人的身体状况都在不断变化，看体检报告不只是看有没有病，还要动态观察有没有得病的风险。每年体检报告单上各项数据的变化，可以反映身体好坏的走向。如血压、血糖、血脂等指标即使每年都是正常的，但数值每年都在增高，也要提高警惕。

2. 指标正常并非无风险

体检指标的设定是根据疾病标准而定的，换句话说，体检指标只能说明身体状况达到 60 分的及格标准，不能说明身体是健康的。更要注意的是，标准因人而异，比如血脂、胆固醇指标是针对健康人而言的，对于高血压等心脑血管疾病患者来说，即使参考值在正常范围内，身体也可能处于高风险状态。对于冠心病、缺血性中风患者，尽管低密度脂蛋白胆固醇在正常参考值，也必须长期服用他汀类降脂药物，以抑制血栓形成及逆转动脉粥样硬化。同样地，尽管血压长期在正常高值（收缩压在 130—139mmHg，舒张压在 80—89mmHg），也会引发脑、心、肾等重要脏器的动脉病变，也就是说，血压长期处于正常高值，其累积作用对血管的损害不可小视，但如果把血压控制在理想值（收缩压在 90—130mmHg，舒张压在 60—80mmHg），这些脏器的动脉就不太容易发生病变。

然而，有些人并不理解。"我是个高血压患者，医生不是告诉我把血压控制在 140/90mmHg 以下就可以了吗？"医生说的并没有错，高血压患者把血压控制在 140/90mmHg 以下确实不易发生并发症，但这是降压治疗的最低标准，若血压长期处于正常高值，同样会引发动脉硬化，只不过这个进程比较缓慢而已。因而，患者需要把血压控制在（90—130）/（60—80）mmHg 理想值内，这样更为安全。

3. 指标异常不一定有病

有些指标总是随着生活习惯、身体状况、环境因素不断波动，比如休息不好转氨酶会升高。肿瘤指标糖类抗原 19-9 的正常参考值是 0—37U/ml，有的人查出的数据是 100 多，害怕得不行。其实，吸烟、类风湿性关节炎等情况也会导致这个指标升高，只有经过动态观察或一系列的检查才能明确这个指标升高的真正原因。

4. 指标临界点也有风险

空腹血糖正常参考值是 3.9—6.1mmol/L，空腹血糖临界值是 5.5mmol/L。如果你的空腹血糖在 5.5—6.1mmol/L 之间，就有患糖尿病的风险，若再对生活方式不注意，患糖尿病的风险就更大了。当空腹血糖 ≥ 6.1mmol/L 时，就是糖尿病前期，即糖尿病的"后备军"。

"后备军"一说，绝不是危言耸听，可以说，慢性病患者几乎都是从"后备军""转正"的。高血压、糖尿病、冠心病等无不如此，都有一个从"预备役"转为"现役"的过程。癌症更是，从一个细胞突变逐渐形成"癌巢"到发病，有一个较长的过程。也就是说，无论"后备军"还是"预备役"都有一定潜在的杀伤力，只是时间长短、程度不同而已。

再如血脂临界值，LDL-C 的正常参考值是 ≤ 3.36 mmol/L，其临界值为 2.6mmol/L。当 LDL-C 超过临界值，其脂质成分便容易在血管内膜沉积，动脉粥样硬化的风险加大。因此，对心血管疾病高危人群，如高血压、动脉粥样硬化等患者，要求 LDL-C ≤ 2.6mmol/L；对心血管疾病极高危人群，如糖尿病、冠心病、脑卒中等患者，要求 LDL-C ≤ 1.8mmol/L，以控制疾病进展。需要注意的是，体检报告 LDL-C 在 2.6—3.36mmol/L 是不标箭头的，受检者不可以因为血脂"正常"而感到安然无事，尤其是心血管疾病高危人群，要坚持低脂、低胆固醇膳食，加强运动锻炼，把 LDL-C 控制在安全水平。

5. 关注多因一果

不少疾病是多因一果，其风险大，发病快，病情重，难治疗。例如，若血压、血脂、血糖三项指标都高，其患动脉粥样硬化和心脑血管疾病的风险并不是1+1+1=3的算术值，而是3×3=9的几何值。也就是说，与单指标增高的人相比，三项指标都高的人患病风险呈指数级升高，即升高幅度不是3倍，而是9倍。只有把血压、血脂和血糖都控制好才能降低患病风险。

6. 注意动态变化

每次体检或复查，指标不断上升或下降都要引起注意。如肿瘤指标参数偏高，观察追踪就可以了，但如果指标一直走高，超过正常参考值的3倍，可能就有问题了。许多体检指标虽然变化不大，但若多次检查，其参数一直处于高值或低值，如血常规、甲状腺功能参数等，也要引起重视。同样，影像学（B超、X线、CT、MRI）或内镜等发现的占位病变（肿块、结节、结石、息肉等），必须遵照医嘱进行动态观察，定期复查，不能等到占位病变养大、养多了再来处理。

另外，不同的医院，其体检报告采用的标准或者表示方法可能存在不一致，有时候无法反映数值的动态变化。因此，体检最好固定在一家医院做，这样可以对身体有一个更长远的评价。

7. 初次血压升高怎么办

健康体检时血压偏高十分常见，那么初次发现血压升高怎样做才是正确的呢？

首先要鉴别是"瞬时血压"（如白大衣高血压）还是"全天候血压"（如高血压病）。一般通过 24 小时动态血压监测就可明了。也可采取简易的方法来评估，即于当日上午 8 点以后，连续测量 3 次以上血压，然后取其平均值，如果收缩压 ≥ 140mmHg 或舒张压 ≥ 90mmHg，则高血压的可能性很大。由于影响血压的因素较多，所以在测量血压之前，应平静休息 10 分钟，再测血压。此时即便确认了高血压，也不要急于服降压药物，可进一步检查，首先要排除继发性高血压。

如何避免体检时血压升高呢？体检时血压升高，回家监测血压都正常，这多是"白大衣高血压"。这种情况在青年男性中多见，与心理因素有关，如休息欠佳、紧张等。遇到这种情况，受检者需放松心情，可以先到眼科、耳鼻喉科等科室检查，然后再回来测血压。

需要注意的是，不要在抽血后马上测血压，因为抽血时疼痛引起的紧张会导致血压升高。也不要一进门，气喘吁吁地测血压，这时血压很可能会偏高。此外，量血压前禁止吸烟。

一次体检时测血压升高不能确诊为高血压，只有在非同日测量血压 3 次，平均收缩压 ≥ 140mmHg 或舒张压 ≥ 90mmHg，才可以确诊为高血压。必要时，需要检测动态血压来明确诊断。

8. 抽血后防止局部瘀斑

抽血后应伸直前臂，在皮肤针孔稍上方按压 3 分钟，不要揉，压迫止血的时间要充分。年龄大、口服抗血小板药或抗凝药物、血小板异常者应相对延长按压时间。若出现小片青紫且有轻微疼痛感，不必紧张。

抽血后 24 小时内应保持手臂清洁卫生，尽量避免搓洗。若出现瘀斑，24 小时后可用热毛巾热敷，促进渗血吸收，淤血会逐渐消失。

9. 提高依从性

体检报告单上的医学解读或医学专家咨询的建议，是根据近代医学的经典、指南和共识等提出来的，一般来说，其科学性和指导意义毋庸置疑，对体检群体有重要参考价值。受检者要提高医学依从性，对医者建议"言必信"，对自己"信必果"，这是体检后健康管理的核心。

七、如何判断体检结果

拿到体检报告后一定要查看疾病诊断和阳性发现，有病治病，无病防病。

目前，健康体检大部分指标是根据疾病标准而非健康标准设定的。指标正常，只能说明身体达到及格标准，不能说明是绝对健康。指标不在正常值内也不一定有病，如休息不好，转氨酶便会增高，此时要经过复查或做系列检查才能明确是否患病。

指示数值比参考值略高或略低，有些是生理性的，有些是病理性的。若复查后指标值稳定在偏差水平或慢慢接近正常，则生理性可能性比较大；若复查后指标进行性升高（如血糖），则是某些疾病的先兆，应进一步检查。

还有些指标需要前后对比，如肺、甲状腺、乳腺结节的大小、形态、结构等需要与前几年的体检报告进行对比，观察指标变化趋势。因此，每年的体检报告都要保存好。

医生的建议一定要重视。健康体检和疾病检查不是一回事。健康体检只能说是一个初检，可以发现各系统大的疾病，如高血压、糖尿病、早期肿瘤等，并根据体检发现的异常情况，提出追踪、复查或进一步检查以明确诊断的建议。

由于健康体检对复杂的疾病是无能为力的，因此在查看体检报告时，要注意每条结论后面的建议和指导。千万不要只注意体检结果是不是正常，而忽视检查报告中医师签署的意见。

1. 血常规

血常规习惯上称为"血象"，主要是指血液中的细胞成分，即白细胞、红细胞和血小板（简称"三系"）这3种细胞的各种参数。血常规主要看3个方面。

一是看红细胞和血红蛋白。血红蛋白是红细胞的主要成分，是否贫血主要看血红蛋白，血红蛋白 < 120克/升（女性 < 110 克/升）为轻度贫血，< 90 克/升为中度贫血，< 60 克/升为重度贫血，< 30 克/升为极重度贫血。

红细胞增多可能是病理性的，多由骨髓过度生成红细胞引起。此外，慢性心肺疾病和肿瘤也会出现红细胞增多现象。

二是看白细胞。白细胞增多常见于感染，表现为中性粒细胞或淋巴细胞增多，中性粒细胞增多常见于细菌感染，淋巴细胞增多多见于病毒感染。白细胞减少多见于病毒感染、药物影响，以及接触化学毒物、射线等情况，也有白细胞假性减少的情况（如白细胞滞留在循环池中）。

白细胞减少提示免疫力下降，如白细胞低于正常范围，尤其是中性粒细胞低于 1000/ 微升，人体抵抗力就低了。

三是看血小板。血小板过高常见于骨髓增生性疾病、感染或心脏病等疾病。血小板增多会影响血液流动，血流速度缓慢时易形成血栓。血小板低于正常值多见于免疫性疾病、遗传性疾病、血小板减少症等。如果能排除白血病等疾病的影响，并且减少程度不高，也没有出血表现，不一定需要治疗。但当低于 60000/ 微升时，则存在出血或感染的风险。

"三系"增高或减少都有其生理性因素或病理性因素，因此需要结合具体情况来判断。

值得提出的是，许多肿瘤在早期并没有异常表现，即使是肿瘤标志物检查也难以发现。但是，简单的血常规中可发现血液系统肿瘤的蛛丝马迹。如无症状的慢性白血病，表现为白细胞升高、血小板数量改变等。骨骼增殖性肿瘤，多在体检时中无意发现，如真性红细胞增多症、原发性血小板增多症等。

2. 尿常规

尿常规是体检必查的三大常规之一。尿常规取样方便，检验方法高效成熟，对于早期筛查肾脏疾病乃至全身系统的疾病都有着重要意义，故被誉为"无痛的肾活检"。但在健康体检中，常出现尿检假阳性，这与留取尿标本不注意细节有关。

其实，尿常规要得出准确可靠的结果并不容易，由于尿中成分不如血液中成分稳定，留尿过程中一些微不足道的细节都会影响检查结果。那么，怎样才能留好尿标本呢？

一是晨尿。要留取在早晨起床后还没吃早餐和运动之前的尿液备检。此时尿比较浓缩，各种化学成分和白细胞、红细胞等成分也都比较浓缩，利于检验。但如果没有条件留取清晨第一次尿，随机尿也可以接受。

需要注意的是，验尿前一天晚饭后不要大量饮水。这是因为体检中的尿常规检查一般是用定性的检查方法。如果前一天晚上喝太多水，尿量就会相应增加，在第二天排出来的尿中，病理成分很可能被冲淡，影响检查的结果。

二是新鲜。取尿样后两小时内应完成全部检验。

健康人的尿是无菌的，放置时间过久可能会被外界的细菌污染，改变尿的酸碱度并破坏水的有形成分。

三是清洁。留尿样需要使用医院专用的清洁容器，留取尿的中间段，避开经期，避免白带、大便等污染。留取尿液时常见的问题是随意留取前段尿，女性留取尿液前局部未加清洗。被污染的尿液送检后其结果如何不言而喻。

四是避免药物影响。服用青霉素类抗生素药（如注射用青霉素钠、阿莫西林、氨苄西林）、头孢类抗生素药或左旋多巴片等药物会影响尿中蛋白质、葡萄糖、酮体、胆红素等结果。尤其是维生素 C，因其有很强的还原性，可干扰尿糖、尿中潜血、尿胆红素及亚硝酸盐的测定，使检测结果不准确或呈假阴性。

还有些药物对肾脏、膀胱或血液系统有损害，会导致出血或溶血，如华法林、秋水仙碱、磺胺类药物等，服药后可出现血尿。而利福平（抗结核药）用药后会使尿液呈橘红色，尿液出现假性血尿。如果服药后验尿，要对医生说明，以免影响结果判断。

另外，受检者还可能遇到血糖正常性糖尿，又称"肾性糖尿"。这是肾小管对葡萄糖吸收能力减退，肾糖阈下降所致的糖尿，多为家族性肾性糖尿。慢性肾病、少数妊娠期或哺乳期女性及运动后也可能会出现血糖正常性糖尿。

值得提醒的是，虽然尿常规能够筛查肾脏疾病，但对于糖尿病、高血压等引发的肾病早期损害，不能寄予太大希望。

比如糖尿病肾病，临床上分为5个阶段：一期只有肾小球滤过率增高，即使做肾穿刺检查也看不到异常情况，常被临床漏诊；二期尿中出现微量蛋白尿，因为蛋白量比较少，做尿常规检查不出来，只有做放射免疫检查才能发现微量蛋白尿；三期可能查出尿蛋白，但肾脏损害已经比较严重了；四期出现大量尿蛋白；五期是尿毒症期。也就是说，二期糖尿病肾病尿常规检查蛋白是阴性的，但发现这个时期的肾损害非常重要，因为二期糖尿病肾病通过治疗肾损害是可逆的。因此，必须做放射免疫检查尿微量蛋白，以便早期发现肾损害。

尿中酮体阳性称"酮尿症"，除了重症糖尿病、脱水等情况外，摄入脂肪过多和长期禁食亦可发生酮尿症。

另外，正常人剧烈运动后，寒冷和发热等情况也可能出现一过性蛋白尿。

尿潜血阳性不一定是血尿。尿液分析仪是根据指示剂显色的强度得知尿中的血浓度的，因此除了红细胞，其他成分如肌红蛋白、血红蛋白也会引起潜血阳性。另外，正常人体内红细胞会被不断破坏，其成分都是通过尿排出的，因而部分正常人的尿中也可能出现潜血阳性。

血尿是指离心沉淀尿中每高倍镜视野 ≥ 3 个红细胞，也称为"镜下血尿"。镜下血尿多是泌尿系统出了问题（如炎症、肿瘤或药物毒性等）。但有些镜下血尿的人没有尿蛋白，没有高血压，肾功能正常，大多数是良性过程，也就是说只是尿检异常，肾功能没有改变。此类"患者"只需每年做 1—2 次尿检、肾功能检查，以及监测血压、血糖、尿酸就可以了。平时坚持健康的生活方式，避免感染，适当锻炼，提高免疫力。但当出现镜下红细胞很多或肉眼血尿时，应立即就医诊治。

3. 大便常规

大便常规是体检三大常规项目之一，它是诊断多种疾病简便、重要和有效的辅助检查，是很多"高端检查"所不能替代的。大便常规检查也被称为消化道疾病的"警报器"。因为大便不仅是排出来的废物，也是人体的代谢产物，从它的变化可以了解胃肠道有无出血、炎症、寄生虫感染、癌前病变，并能判断出疾病的性质、程度；同时，肝、胆、胰腺等重要脏器的健康情况也能从大便的变化上反映出来。

但健康体检放弃便检的情况相当普遍，主要原因有 2 个。一是忽视，认为便检无关紧要。有的人体检15 年没有做过一次便检。二是难以定点排便取样。取便不像取尿样那样，多喝一些水就能排尿。常规体检大多在上午 7—8 点开始，体检者一般 6 点左右就起床出门，一些有早晨排便习惯的人往往等不到去体检中心就已经把大便排空了，有一些人即使忍着晨间的便意，也难以忍受 1—2 小时的生理不适，还有一些人要几天才排便一次，无法定时定点排便取样。

便检对于肠癌的防治尤为重要。大便隐血阳性是指少量出血（5 毫升以上），红细胞被消化破坏，但粪便的外观不显血色，镜检也不能证实，此时如果做大便隐血试验，就可能呈现阳性。大便隐血阳性提示存在消化道出血。大便潜血是肠癌非常重要的早期症状之一，这种出血是肉眼看不到的，但通过便检可被发现。大肠癌早发现并及时治疗，患者几乎能 100% 存活，5 年生存率在 90% 以上，但如果晚期才发现，5 年生存率会低于 20%。结直肠癌的发病和发展过程是缓慢的，如果每年做一次便检就可起到事半功倍的效果。

顺利做好便检有 3 个方面需要注意。一是便检前应该维持正常饮食，不要暴饮暴食，以免造成结果呈假阳性。检查前 3 天，尽量不要服用维生素 C、铁剂，不吃动物内脏。检查前 1 天，不要吃大量菠菜等绿色蔬菜，尤其是含铁元素较多的苋菜、芥菜等，否则也会对检查结果的准确性产生一定干扰。二是早上有排便习惯或不适应在外排便者，可在家中用清洁封闭的小玻璃瓶或小塑料盒把粪便装起来，带到体检中心，再取部分到检测器皿中送检。受检者如果一时排不出大便，可用指套或棉签经肛门取样本。三是生理期女性不建议进行大便常规与隐血检查。

4. 骨密度检查

骨密度的全称是"骨骼矿物质密度"，是骨骼强度的一个指标，反映骨质疏松程度，是预测骨折风险的重要依据。

骨质疏松是因低骨量和骨的微结构被破坏，骨强度降低，骨脆性增加，容易发生骨折的一种全身性代谢性骨病。患骨质疏松症的人即使受到轻微的创伤，也会骨折，甚至咳嗽、打喷嚏都有可能造成椎体骨折。

检查骨密度的仪器是双能 X 线吸收仪。通过骨密度仪测得的骨密度值是目前诊断骨质疏松的金标准，它通过扫描的方式，对受检者的骨矿物含量进行测定，提供有价值的可比性数据，同时也能预测未来发生骨折的风险。

骨密度测定无创伤、无痛苦，扫描时间仅需 2 分钟，受检者接受 X 线辐射量相当于拍一次胸片的 1/30，除孕妇外，其他人都可以进行检测。

骨密度以 T 值表示，T 值是将检查所得的骨密度与正常人群的骨密度相比，以得出高于或低于正常人群的标准差数。骨密度值越低，发生骨折的风险越高。

骨密度正常参考值为 -1.0—1.0。当 T 值在 -2.5—-1.0 时为骨量减少；当 T 值 < -2.5 时为骨质疏松；当 T 值 < -2.5+ 脆性骨折为严重骨质疏松。一般来说，T 值每减少一个标准差值，都预示今后发生骨折的风险增加约 50%。

人在 30 岁左右骨密度达到峰值，之后人体骨矿物质丢失速度加快，一般中老年人应每年检查一次，绝经期女性或骨质疏松症患者应每半年检查一次。有下列情况者，要注意及时检查：70 岁以上的男性和 65 岁以上女性，无其他危险因素者；女性 65 岁以下和男性 70 岁以下有一个以上危险因素者（绝经，吸烟，过度饮酒或咖啡，体力活动缺乏，饮食中钙和维生素 D 缺乏）；有脆性骨折或家族史者；各种原因引起的性激素水平低下者；X 线显示骨质疏松性变者；接受治疗需要进行疗效监测者；有影响骨矿物质代谢的疾病（肾功能不全、糖尿病、慢性肝病等）或服用影响骨矿物质代谢的药物（皮质激素、抗癫痫药、肝素等）者。

5. 心电图体检

（1）窦性心律。在体检机构出具的体检报告中，最常出现的一个词叫"窦性心律"。人体右心房上有一个窦房结，它能自动、有节律地产生电流，每发生一次冲动，心脏就跳动一次，因而被称为"窦性心律"，属于正常情况。

心律与心率是两个不同的概念。心率是指每分钟心跳的次数，心律是指心跳的节律。

窦性心律不齐是一种正常的生理现象，不是病，在儿童、青少年中最常见。很多时候，这种心律不齐的现象是由呼吸导致的。正常人的心率是 60—100 次 / 分，高于 100 次 / 分为窦性心动过速，低于 60 次 / 分为窦性心动过缓。

窦性心动过速，多是由于在体检时过度紧张，或者刚刚活动后还没有平静，心跳会偏快。一般情况下，不伴有不适的窦性心动过速不必介意，可以在平静后再次测量心率。

当年轻人的心率在 50—60 次 / 分之间时，如果没有症状，多是生理性的。若心率在 40—50 次 / 分之间，同时出现胸闷、乏力、头晕等症状，甚至心率低于 35—40 次 / 分，同时出现心、脑供血不足，则应及时就医。

（2）早搏。早搏的医学解释很复杂，但是按字面意思讲很简单，就是提早地搏动，是最常见的心律失常。大部分早搏并非由疾病引起，激动、紧张、焦虑、吸烟、喝酒、熬夜、劳累等是常见原因。只要好好休息、稳定情绪，大多可缓解。

如果早搏频发或伴有不适，可以加做 24 小时动态心电图记录心跳情况，评估早搏的严重程度，从而进行适当治疗。如果早搏伴有明显的心悸、胸闷、胸痛或晕厥等症状，就是一种高危早搏，必须及时就医诊治。

（3）左心室高电压。左心室高电压是体检报告中常见的让人担心的字眼。一般经常运动或长期从事重体力劳动，尤其是胸壁比较薄的人，可能有左心室高电压。如果患高血压病，长期血压控制不佳，则要注意是否患有高血压的并发症——左心室肥厚。这种情况，加做一次心脏彩超就可确认。

（4）ST-T 改变。心电图报告中经常提到的"ST-T 改变"主要是 ST 段压低和 T 波低平或倒置。在人们印象中，ST-T改变提示心肌缺血，其实并非如此，许多健康人也会出现ST-T改变。

在正常人中，ST-T异常的约占10%—30%，T波异常的约占15%—20%。如果你体检前熬夜、喝酒，都可能出现ST-T改变，休息好了大部分人都能恢复正常。

中青年女性，尤其是更年期女性，ST-T异常较为常见。如果ST-T轻度异常，不伴有胸痛、胸闷等不适，则不必担心。

需要注意的是，体检心电图报告ST-T改变，是介于生理性和病理性之间的灰色地带，需定期复查，动态观察。若ST-T改变伴有胸痛、胸闷等不适，则要进一步做相关检查；若出现ST段明显压低或T波深倒，则可能是心肌缺血的征象，应立即就医。

6. 超声肝内回声应高度重视

有些肝内低回声结节，其内部又有血流信号，这可能是肿瘤，而肝血管瘤是高回声，其后无声影。B超脂肪肝是定性诊断，没有定量指标，不要太纠缠于轻度与中度之间的差别。检出副脾对正常人并无病理意义，但对于脾亢需切除脾的患者，副脾要一并切除。

7. 用好体检报告大数据

体检报告就是很好的大数据库。把每年每次的体检报告妥善保存，这样就能很方便地观察身体指标几年来的变化，对比检查有无某种疾病倾向，如血压、血糖、血脂逐年升高，就要引起警惕，赶紧调整不良的生活方式，把偏高的指标降下来。如果调整不良的生活方式3个月后指标仍降不下来或明显升高，则需立即就医问诊。

体检结果一般分为定性结果和定量结果2类。定性结果表明被检查物质的有或无，结果以"阳性""阴性""弱阳性"来表示。这虽然不是一种定量报告，但有时候报告中出现"++"或"+++"，便有点定量的意思了。如尿液中检出蛋白，"+"越多，表示肾脏损害的程度越严重。但也有例外，如乙肝表面抗体（HBsAb）是一种保护性抗体，可中和乙肝病毒，抵御再次感染，这个项目为"阳性"，表示其结果是好的。

值得提出的是，体检报告中"+""-""±"也可理解为"有""无""有一点"，它是一种对检验物质中某些物质的定性，而不是定量。在一般情况下，阳性可被认为是异常的检验结果，但每一种检查方法都有其敏感性和特异性，不同机构使用的仪器、采检工具和试剂等各不相同，敏感性和特异性必然不同。这就会产生假阳性或假阴性的问题。由于特异性100%的肿瘤标志物还没有找到，因此每种肿瘤标志物都有一定的假阳性。如体检发现肿瘤标志物阳性，可能是恶性肿瘤，也可能不是。若肿瘤标志物偏高，可以先动态观察；若明显升高，则需要用超声、CT等方法进一步检查确诊。

引起假阳性的因素有3个。一是良性疾病，如炎症性疾病。患肝脏良性疾病时，甲胎蛋白（AFP）、糖类抗原19-9（CA19-9）、癌胚抗原（CEA）水平均会升高。肾功能不全时，糖类抗原15-3（CA15-3）、CA-199、CEA也会升高。二是某些生理变化，如妊娠时，AFP、糖类抗原125（CA125）、人绒毛膜促性腺激素（hCG）亦会升高。三是某些疾病，如患风湿病时，CA19-9浓度可升高。

肿瘤标志物也会产生假阴性，如临床已经确诊癌症而肿瘤标志物却为阴性，原因是肿瘤标志物灵敏度不高，并受多种因素影响，例如：产生的肿瘤细胞数目少；细胞或细胞表面被封闭；机体体液中一些抗体与肿瘤抗原形成免疫复合物；肿瘤组织本身血液循环差，其所产生的肿瘤标志物不能分泌到外周血液中去。

不可否认，肿瘤标志物在恶性肿瘤早期诊断中起着举足轻重的作用，但也要正确分辨和对待假阳性和假阴性，切不可单向思维，非黑即白，否则会给我们带来恐惧或疏忽。

此外,"↗"表示检验结果高于正常值,"↙"表示检验结果低于正常值。"H"是英文 High 的缩写,表示结果高于正常值;L 是英文 Low 的缩写,表示结果低于正常值。

8. 转氨酶高不一定有病

转氨酶主要存在于肝细胞内部,是人体这个"化工厂"正常运转过程中不可缺少的催化剂。当肝细胞发生炎症、中毒等情况时,转氨酶便会释放到血液中,引起血清转氨酶升高。

但转氨酶高不一定表示有病。半数以上中青年人检查结果中的转氨酶数值会偏高,很多受检者都以为是肝脏出了问题,其实大多数是生理性转氨酶升高,经医生仔细询问都能找出原因来。转氨酶十分灵敏,身体健康的人在一天内做了多次化验,检测出来的水平都可能发生变化。许多生理因素会使转氨酶升高,如剧烈运动、劳累、睡眠不足、大量饮水、饮酒、月经期等,7 岁以下健康儿童的谷丙转氨酶会高于成人。此外,还有标本采集因素、药物因素、病理性因素等。标本采集因素:溶血标本的转氨酶会升高。药物因素:对肝脏有毒性的药物,如服用头孢菌素类、红霉素、安眠药、阿司匹林、麻醉剂等药物会使转氨酶升高。还有一种是病理性的，如脂肪肝、急慢性病毒性肝炎、肝硬化代偿期、风湿性心脏病、前列腺肥大、胆囊炎、流感、营养不良等均可使转氨酶升高。在病理性因素中最常见的是脂肪肝和前列腺肥大。剧烈运动、过度疲劳或饮酒、吃高脂肪食物、睡眠不足等，都可能导致转氨酶暂时偏高。

需要注意的是，转氨酶偏高不要盲目治疗，如果擅自服用护肝药或乱吃保健品，增加肝脏负担，损害肝功能，反而会造成病理性转氨酶升高。

因此，发现转氨酶数值升高，可以在调整生活方式，排除生理和药物等影响因素后进行复查，找出指标升高的真正原因后再进行处理。

9. 体检报告中的复查、定期复查、进一步检查是什么意思

复查是指某一项检查指标此次出现异常，如血糖偏高，可能与饮食有关，应在 1 周内复查。

定期复查是指体检的结果已有结论，为了观察其变化，必须定期复查。如体检中发现胆囊息肉、胆结石等，一般需要每隔半年检查一次，看看大小、形态是否发生改变，如有变化应及早手术治疗。

进一步检查是指在体检中发现问题，但不能确诊，医生就会建议进一步检查。进一步检查的部位和方法不同于体检，需要到医院找专科医生。当体检结果已显示出某种疾病并需要尽快治疗时，应立即到医院就医，听从医生安排。

10. 体检化验单上没有"箭头"就正常吗

化验单上没有"箭头"就正常，这种观点是不对的。因为对于没有疾病的健康人来说，血脂四项没有"箭头"就是正常，但如果是高危心血管人群或合并心、脑血管疾病患者，他们的血脂标准要求更为严格，要低于化验单上的参考值（LDL-C 正常参考值是 $\leq$ 3.36mmol/L）。如心血管疾病高危人群的 LDL-C 要 $\leq$ 2.6mmol/L，糖尿病、冠心病等患者或者已发生过心梗、中风的患者，其 LDL-C 要 $\leq$ 1.8mmol/L，才能控制由动脉粥样硬化引发的诸多疾病的进展。

11. 类风湿因子阳性并非都是类风湿关节炎

类风湿因子虽然是用"类风湿"3 个字命名的，但它并不是类风湿因子所独有的。类风湿因子在类风湿关节炎患者中的阳性率为 70%—80%，而另外的 20%—30% 类风湿关节炎患者的血清中测不到类风湿因子。因此，类风湿因子阴性不能作为未患类风湿关节炎的诊断依据。感染性疾病（如病毒性肝炎、结核）及自身免疫性疾病（如红斑狼疮、干燥综合征及肝硬化）患者，均可在血清中测出类风湿因子。约 2% 的健康人群类风湿因子呈阳性，且随着年龄的增长阳性率有所升高，老年人中可达 10%。

类风湿因子阳性人群若伴有下列情况需要进一步排查：有关节痛，尤其是手指指间关节、腕关节痛；有血沉或 C 反应蛋白指标升高；有持续的口干、眼干、大量龋齿及不明原因的发热和蛋白尿等。

12. 两臂血压差值大要注意什么

测血压除了血压指数外，双上肢血压差值与心血管病风险密切相关，也要引起注意。研究显示，双上肢血压差值 ≥ 5mmHg，就会增加心血管风险；双上肢血压差值 ≥ 10mmHg，10 年内心血管风险增加 20%。

我国将正常人双上肢血压差值定在 10—20mmHg，差值过大提示锁骨下动脉可能存在狭窄或堵塞。因为供应肱动脉的血液来自双侧锁骨下动脉，当一侧血压明显低于另一侧时，要怀疑血压低的一侧的锁骨下动脉狭窄。若一侧上肢血压总是明显高于另一侧，或证实锁骨下动脉狭窄，无明显症状患者可考虑先观察，若有头晕、黑矇等症状需及时就诊。

13. 生理性低血压是怎么回事

有些人血压偏低（收缩压 < 90mmHg 或舒张压 < 60mmHg），但没有任何症状，人体各系统器官也没有缺血、缺氧等异常，这种情况多为生理性低血压，无须治疗。平时可多喝水，保证血容量，尤其在天气炎热时。在变换姿势时动作要慢一点，给身体适应时间。此外，不要一餐吃得太多，酒也要少喝，因为酒精代谢要消耗水分。

14. 女性盆腔积液大多是生理性的

彩超中经常会出现盆腔积液这一诊断，许多人以为是得了盆腔炎，为此苦恼不堪。其实不然，盆腔炎和盆腔积液两者没有必然的联系。盆腔积液可分为生理性盆腔积液和病理性盆腔积液。生理性盆腔积液是因为盆腔在腹腔的下方，当有渗出液或漏出液时都会引流到盆腔，从而形成盆腔积液，一般过段时间后会自然消退。

此外，部分女性在月经期或排卵期做彩超也会发现盆腔积液，但没有任何症状，此种情况也无须治疗，定期观察即可。超声发现盆腔积液，大多是生理现象，不必担心得了盆腔炎。但并不是说不用管盆腔积液，因为盆腔积液也是许多妇科疾病的表现之一。如果盆腔积液伴有盆腔疼痛等临床症状，就需要做进一步的专科检查。

15. 糖化血红蛋白（HbA1c）升高意味着什么

糖化血红蛋白是人体血液中红细胞内的血红蛋白与血糖结合的产物，这一指标可以有效反映近2—3个月人体的血糖控制情况。糖化血红蛋白的正常参考值是4%—6%。介于6%—7%时意味着血糖控制比较理想；介于7%—8%时意味着血糖控制不理想；介于8%—9%时意味着近2—3个月的平均血糖较高，这是患糖尿病的信号。

16. 肌酐升高是肾病吗

体检时发现肌酐升高的情况并不少见。肌酐升高可分为生理性和病理性。生理性肌酐升高多见于一些肌肉发达、经常剧烈运动的运动员，少数长时间剧烈运动者也会出现一过性肌酐升高，但他们的尿常规、尿蛋白定量等指标都是正常的，等休息一段时间后肌酐就会自己降低。病理性肌酐升高常见于各种原因引起的肾小球滤过功能减退，如肾小球肾炎、肾病综合征及高血压、糖尿病并发肾功能不全，这往往预示着有50%的肾小球丧失功能，是尿毒症的前兆，须密切注意，追踪观察。

那么，怎样区别生理性肌酐升高和病理性肌酐升高呢？首先要根据受检查者的年龄、健康状况、既往病史、尿常规、肌酐升高幅度和泌尿系超声检查等来判断。但要注意的是，如果肾脏病变较轻，肌酐通常不会有什么变化，只有当肾功能下降超过 50% 时，肌酐才会较明显地升高。也就是说，肌酐值正常，肾就没问题。

在发现肌酐升高后，先不要紧张，这可能是由饮食、运动或药物等因素引起的轻度异常，可以等一段时间后再做尿常规、肾功能和超声检查，看看结果是否正常。但如果既往有肾病、糖尿病、高血压、痛风等慢性病，一旦出现肌酐升高，就要引起高度重视，因为这可能是这些病症引起的肾脏功能损伤的反映，应立即就医，做进一步检查。

此外，老年人的肌酐水平一般偏低，所以老年人一旦检出肌酐水平偏高，更要引起注意。

八、如何检查脑血管

脑血管病是中老年人群健康体检的重要内容。在脑血管病检查中，除了临床体检及化验检查，影像学检查是重中之重。但影像学检查方法较多，也有一定程序，受检者有时会分不清楚。那么，受检者应怎样合理选择，做到各项检查有的放矢？

1. 经颅多普勒

经颅多普勒（Transcranial Doppler, TCD）无创、便捷、安全，利用超声多普勒效应提示颅内血管解剖病变，即通过颅内血管血流速度测定来间接判断血管的狭窄程度，但这只是一种功能性判断，并不能由此准确判断病变性质。

2. 颈动脉彩超

年龄超过 40 岁，尤其有长期吸烟史、肥胖，以及患高血压、糖尿病和高血脂等多种心脑血管疾病的高危人群，每年都要对颈动脉进行一次筛查。颈动脉彩超无创、简便、安全，能清楚显示颈动脉、椎动脉、锁骨下动脉中膜厚度及内膜有无斑块，还能显示斑块的性质（如易损性斑块、稳定性斑块）、斑块的大小及部位，并且可以由此来评定管腔是否狭窄及狭窄程度、有无血管闭塞等。颈动脉彩超是全身动脉的窗口，能大致反映脑、心、肾、下肢动脉的情况。

颈动脉狭窄对脑血管的危害主要有 2 个方面：一是颈动脉是向大脑供血的主要血管，它变狭窄后，管腔变细，大脑就必定缺血；二是斑块一旦形成血栓进入大脑，会直接堵塞大脑血管造成脑梗死。

颈动脉狭窄早期可能无任何症状，因而极易被忽略，这就导致许多患者发现斑块后疏于治疗，而这一忽略可能导致中风的发生。

3. 头颅 CT

头颅 CT 是一种放射性检查，对人体的某个部位做一个接一个的断面扫描。CT 具有扫描时间短、图像清晰等特点。当需要迅速了解颅脑急性病变（如颅内出血、脑外伤等）时，CT 有一定优势。

4. 磁共振血管成像

磁共振血管成像（Magnetic Resonance Angiography，MRA），是基于饱和效应、流入增强效应、流动去相位效应显示血管的，可发现血管狭窄和闭塞的部位，以及血管病变（动脉瘤、动脉畸形等）。MRA 包括直接 MRA 与增强 MRA，二者各有优势。直接 MRA 不用对比剂，简便、无创，成本低，对于显示血管非常有实用价值，已经成为临床不可或缺的检查方法。增强 MRA 对血管腔的显示比直接 MRA 更为可靠，出现血管狭窄的假象明显减少，血管狭窄程度的反映比较真实。

5. CT 血管造影

CT 血管造影（CT Angiography，CTA）是一种方便、快速的无创性血管成型技术，对病变的定性、定位明确。静脉注入造影剂后，螺旋 CT 在受检血管内造影剂充盈高峰时快速连续多个层面扫描显示血管结构。CTA 可作为脑血管畸形、脑动脉瘤等脑血管病筛查或诊断的一种方法。

由于 CTA 检查要给血管内注射一种造影剂，少数人可能会产生过敏反应或肾毒性等问题。

6. 数字减影血管造影

数字减影血管造影（Digital Subtraction Angiography，DSA）是血管成像的金标准，目前尚无任何检查对脑血管病的诊断准确率优于 DSA。DSA 能准确地了解血管病变的数目、形态、位置、大小，以及与周围血管的关系；同时，还可以初步了解疾病的发展、出血或梗死的风险、如何干预等，是血管图像最高清晰度的三维重建。

7. 眼底动脉

脑动脉、颈内动脉是负责大脑血供的主要血管，眼动脉是颈内动脉的第一分支，而颅内的重要血管，如大脑中动脉、大脑前动脉等，也来自颈内动脉。脑动脉粥样硬化所致的狭窄，是缺血性眼病和脑梗死的共同发病原因。当颅内大血管出现供血不足时，机体为了保证重要脏器供血，会减少周边血管血液供应，所以眼部血管常常表现出慢性缺血症状。

眼底血管和神经是人体唯一可直接观察到的血管和神经，脑血管一旦发生病变就会引起眼底的变化，因此不少心脑血管疾病都可以从眼底找到蛛丝马迹。如发现视网膜动脉硬化，则高度提示患者可能出现动脉粥样硬化。

视网膜动脉硬化是周围血管老化的表现，也是心脑血管疾病的预警信号。由于慢性缺血十分隐匿，所以多数患者无自觉症状，但当患者出现黑矇等眼部不适等症状时，缺血往往已经发展到比较严重的程度了。因此，中老年人健康体检眼科检查时，不要放弃检查视网膜血管。眼底血管检查就像超声检查颈动脉一样，通过观察浅而易见的局部血管窗，可以简单、有效地了解脑部等全身动脉的情况。

九、影像学检查是否有辐射

在影像学检查中，除了超声检查外，或多或少都有辐射问题，但辐射剂量的大小差别很大，因而对人体的影响也不一样。

事实上，辐射无处不在，我们无时无刻不受到自然界的辐射，这种被称为"天然本底辐射"，通常为2.0—3.0mSv/年。我们平时所说的辐射，主要指的是电离辐射，如影像学检查的辐射。把医院里各种影像学检查的辐射强度估算值与天然本底辐射做一个对比，做检查时的辐射危害就能一目了然。

辐射危害可分为随机性效应和确定性效应。一般来说，只要接触了辐射就可能发生危害，随机性效应主要包括辐射致癌和辐射致基因突变。确定性效应指接触了辐射，但量必须高到一定阈值才会出现危害，包括急性放射病、放射性白内障、放射性皮肤性损伤和不孕症等。影像学检查中的医疗辐射量通常远低于确定性阈值，因此不会出现确定性效应（见表9-1）。

表9-1　辐射比照项目及有效剂量

比照项目	有效剂量 /mSv
天然本底辐射（年）	2—3
飞行 10000 千米	0.05
每天一包烟	0.1
骨密度检查	0.001
牙片检查	0.005
四肢拍片检查	0.01
胸片检查	0.1
乳腺片检查	0.4
腹盆片检查	1
消化道钡餐	7
头颅 CT 检查	2
肺癌 CT 检查	6
低剂量肺部 CT 检查	2
腹盆 CT 平扫检查	7
腹盆 CT 增强检查	20
核医学骨显像	5
核医学心脏显像	10
核医学肾显像	2
PET-CT 检查	20

说到辐射，必然想到手机辐射。使用手机时产生的非电离辐射，已于 2011 年被国际癌症研究机构列入可能致癌级别。手机辐射还会影响细胞功能，如干扰

人体大脑而导致睡眠失调、视力下降、白内障等。

如何预防手机辐射伤害？一般距离手机越近的部位，受到辐射损害的概率越大，因此要避免把手机放在身上，睡觉时不要把手机放在床头，接听电话时尽量使用耳机，避免手机贴近耳部。

使用手机的时间越长，受到的辐射量也会越多，因此减少手机使用的频率、时间，可降低手机辐射。

手机号码已拨出尚未接通时或是充电时，其辐射量相当于待机状态的 3 倍左右，因此最好在接通后 1—2 秒再讲电话，充电时不要打电话。

手机信号差时，接通手机产生的辐射较大。在高速行驶时，手机接通需要不断寻找、切换基站，会额外增加发射功率，产生的辐射会增加，因此尽量不要在移动行进过程中，如在高铁、动车、电梯上打电话。

在日常生活中，只要对使用手机的习惯稍加注意，便可将手机辐射量降到最低。

十、CT 和 MRI 检查为什么要注射造影剂

CT 和 MRI 检查有平扫和增强扫描之分，有些疾病平扫就能明确诊断，但有些疾病仅通过平扫不能被发现和明确诊断，必须做增强扫描，尤其当怀疑肿瘤时。注射造影剂后进行扫描，被称为"增强扫描"，其目的是增强病变组织与正常组织的对比度，同时根据病灶血供及周围血管分布情况进行诊断与鉴别诊断。

增强扫描可以提高对病灶尤其是小病灶的检出率；对恶性肿瘤可以提高分期的准确性和判断手术切除的可能性；对血管性病变的显示和诊断看得更为清楚。

增强扫描的适应证主要有以下 3 种。（1）颅脑：脑血管病变、脑肿瘤。（2）胸部：适用于病变与正常组织密度相近的病灶，观察病变血供情况，鉴别疾病性质。（3）腹部：肝癌、肝血管瘤，胆、胰等腹腔疾病及占位病变。

CT 和 MRI 增强扫描一般无绝对禁忌证，但急性脑外伤，脑卒中，心、肺、肾功能不全，药物过敏与哮喘患者，做 MRI 增强扫描前要慎重考虑。

　　值得注意的是，由于增强扫描需使用含碘造影剂，因此个别患者可能会出现过敏现象。其发生时间通常在注入含碘造影剂后数分钟至半小时内，偶尔在注入数小时至数日后会出现迟发反应。根据不良反应的程度不同分为4种。轻度反应：皮肤潮红、瘙痒、头晕、头痛、眼睑浮肿、恶心、呕吐、眼及鼻分泌物增加等。中度反应：气急、胸闷、痉挛性咳嗽、心动过缓、血压下降。重度反应：休克。极重度反应：心脏骤停。一旦发生以上反应须立即做相关应急处理。虽然严重不良反应的发生率极低，但是放射科医生会要求患者签字并有家人陪同。

十一、体检后如何管理好自己的健康

体检的健康状况可分为 3 种：绿灯，基本健康；黄灯，有疾病风险因素；红灯，有疾病需要治疗。据统计，基本健康的只占 6% 左右，大多数人的健康都亮起了黄灯，但目前能够自觉去进行健康管理的不足 10%。

诚然，大部分指标是根据疾病标准而非健康标准来定的。指标正常，只能说明身体达到及格标准，不能说明是绝对健康；指标不在正常值内，也不一定有病，要经过复查或做系列检查才能明确。

指标数值略有偏差如何对待？指标数值比参考值略高或略低，有些是生理性的，有些是病理性的，受检者可在短期内复查一下异常指标。若复查后指标值稳定在偏差水平或慢慢接近正常，则生理性可能性比较大；若指标进行性升高（如血糖），则是某些疾病的先兆，应就诊做进一步检查。

还有些指标需要前后对比，如肺、甲状腺、乳腺结节的大小、形态、结构等需要与前几年的体检报告进行对比，看看指标变化趋势。因此，每年的体检报告都要保存好。

医生的建议一定要重视。健康体检和疾病检查不是一回事。健康体检只能说是一个初检，虽然可以发现各系统大的疾病，如高血压、糖尿病、早期肿瘤、肺癌、胃癌、乳腺癌、结直肠癌等，并根据各科体检发现的异常情况，提出追踪、复查或进一步检查以明确诊断的建议，但健康体检对复杂的疾病是无能为力的。

定期体检是防病的第一关。在查看体检报告时，要注意每条结论后面的健康建议和健康指导。千万不要只注意体检结果是不是正常，而忽视检查报告中医师签署的意见。

许多人看了体检报告后，对体检报告中的异常情况并没有引起足够的重视，等到被病痛折磨得不能再上班了，才去医院诊治。其实，在体检中发现的许多问题，如超重、肥胖、脂肪肝、高血压、高血糖、高血脂等，完全可以通过建立健康的生活方式和有效的健康管理得到改善与纠正。健康由亮起黄灯到回归绿灯，是完全可以实现的。

我曾经遇到过这样一名患者，体检亮了黄灯却不当回事，最终出现多种严重疾病。那名患者57岁，男性，最近一次体检报告显示了32项异常情况，包括糖尿病、卒中后遗症、肾功能不全等。询问病史，再翻开他的历年体检资料，得知 7 年前他的空腹血糖值偏高，之后血糖值每年"步步高"，糖化血红蛋白始终在高值，同时尿中蛋白从"+"升到"+++"。其实，每一次的体检报告都已明确警示他的问题，并提出及时就医进一步检查的建议。但患者始终以为自己能上班工作，身体不错，既不调整不良的生活习惯，也不看病。直至 1 年前心脑血管先后出了问题才后悔莫及。

遗憾的是，此类情况并不少见。这反映人们对健康管理意识的淡薄。

定期体检并不等于拥有了健康，许多疾病都是日积月累形成的，只有从每次体检中发现危害健康的风险因素，及早进行预防和有效管理健康，才能真正起到健康体检的作用。

滴水成河常用来形容一点一滴汇集起来的作用不可小觑。同样地，健康透支过了头，也会出现赤字，也有坐吃山空的一天，也会受到自然规律的惩罚。"衰时罪孽盛时作，老时疾病壮时招。"中年人透支健康，殊不知健康一旦"当"出去，是不容易"赎"回来的，等到以后患上重病就悔之晚矣。健康管理，中年是难点，这"难"也许难在观念的转变上。

生命无价，健康无价，生命是可以驾驭的，健康是可以管理的。要学会珍惜，学会管理。珍惜和管理不是说你职位有多高，钱有多少，吃了多少高级补品，而是学会从小处做起，管理健康。

性格决定命运，生活要掌控节奏。现在有许多生活在快车道的中青年人，总想尽快把事情做好，同时可以干好几件事，生活节奏快，做事效率很高，只想着"得"，不懂得"舍"。这样，就像开车，如果每次开车都把油门踩到底，不出一两年车肯定坏了。人也是一样，工作和生活节奏太快，从现代医学的观点来看，你的神经、循环、内分泌等系统都在高强度地运作着，肾上腺素、肾上腺皮质激素等长期高亢地分泌，使你的精神高度紧张、心跳加快、血管张力增加，长此以往，大脑和心血管就会逐渐支撑不住，开始发出"求救"信号，如疲惫、思维迟钝、记忆力差、失眠、食欲减退、体重减轻等（被称为"亚健康状态"）。如果你理会，做出调整，适当放慢节奏，有张有弛，你就是个智者，学会了管理自己的健康。如果你不理会，仍然在快车道里奔驰，则逃不脱"一快一慢"的两个结局：一是猝死，二是与慢性病终身相伴。其实，这种"急性子"的人往往在不知不觉中在自己的体内埋下了"地雷"。此时生命已经比较脆弱了，只要在生活中有轻至中等强度的刺激因子（如过劳、负性情绪），"地雷"便会被引爆。比如动脉内不稳定粥样斑块会引发血栓，缺血的心脏发生室速或室颤，这些都会导致悲剧发生。而大多数人则会进入慢性病程序，尤其是还有其他不良生活方式的人，如吸烟、酗酒、不节制饮食、多坐少动等。

生活方式决定寿命。在现实生活中无疾而终的人是很少的，大多数人会因不良的生活方式而终身带病。得了慢性病后应该怎样管理自己的健康？是"伴君如伴虎"还是"与狼共舞"？不言而喻，前者是愚者，后者是智者。也就是说，得了慢性病并不可怕，可怕的是不会管理自己，让慢性病出现并发症而发展成重病。

当然，我们这里说的生活节奏要悠着点，并不是说快节奏不好，慢节奏就好。其实，人的思维和行为的轨迹就是为自己谱写人生的乐曲，乐曲从出生时高昂的号哭声开始，到思维停止时呼吸机节奏声消失而终止。一首好的乐章总是既有小提琴的明快和悠扬，又有大提琴的沉静和缓慢，间或还有顿挫和休止。不要小看乐曲中的这个休止，它是"此时无声胜有声"。人的生活和健康管理何尝不是如此。

但对老年人来说，适当"忙"的慢节奏是健康管理的要素。老年人在慢生活中带点"忙"是众多大师级人物的养生诀窍。齐白石 93 岁，季羡林 98 岁，钱学森 98 岁，马寅初 100 岁，周有光 111 岁……这些"忙"于工作或科研的大师级人物的寿命都远远超过中国目前的人均寿命值。

适当"忙"的慢生活为什么有助于健康？因为这种生活方式可以活跃细胞、保持心智、振奋精神、促进代谢、调节功能、平衡机体内环境，有利于老年人的身心健康。大师们肯定都懂得这个道理。

慢性病患者除了要懂得有效的自我管理外，借助医疗手段进行专业化管理亦是十分重要的。定期健康体检，读懂体检报告，有病治病，无病防病。

健康不是一切，但是没有健康就没有一切。

十二、结节

结节是指一类不同于正常组织的异常成团的自身组织，形状有圆形、椭圆形和不规则形。其个头有大有小，一般的直径不超过 3 厘米。直径小于 1 厘米时被称为"小结节"，直径小于 0.5 厘米时被称为"微小结节"。有结节的患者大多没有症状，只在体检时才被发现。

结节可生长在身体的各个部位，体表的如颈部、腋下、乳腺等处的皮下结节；实质脏器如肺、肝脏、胆囊等处的内脏结节。产生结节的原因有很多，如炎症、癌症、代谢异常和免疫反应等。身体长了结节，人们多忧心忡忡，迫切希望知道结节的良恶性。

大部分情况下，医生通过超声观察结节的边界、结构、密度和血液供应，就能够判定大部分结节的性质，给出明确的处理意见。某些不能确定性质的结节就要去做增强 CT 或穿刺等进一步检查。所以说，对于超声发现的结节病变没有必要紧张，看看医生给出的结论和处理意见就行了。

识别结节的良恶性，大致有以下几种方法。一是看生长速度。一般恶性结节的生长速度比较快，这是因为癌细胞侵袭性很强，能掠夺机体的各种营养素进行繁衍和生长。因此，恶性的结节如果未加治疗，其发展是不可逆的，也就是说这种结节是不断增大的，医生要求定期复查也就是这个道理。如果结节几十年不变或在一周内从有到无，那就可以放心了，这种结节恶性的可能性很小。二是触诊差别。结节自查很关键，一般柔软、可活动的多为良性，而位于体表，较硬且难以活动的，恶性的概率比较大。但再高明的医生也难以仅靠触诊判断结节的良恶性。三是影像学检查，包括超声、X线、CT、MRI等检查。选择性影像学检查多能识别结节的良恶性，但结节的影像学表现十分复杂，有些结节需要追踪观察才能确定其良恶性。四是病理学检查。病理学检查是识别结节的良恶性的"金标准"。如果临床上怀疑结节为恶性，影像学检查难以明确诊断，医生往往会通过穿刺或内镜、手术等方式进行病理学检查。病理学检查是一种有创性检查，虽然有一定风险，但这是识别结节的良恶性的"金标准"。患者是否要做这种检查，可与医生讨论商定。

1. 甲状腺结节

甲状腺结节是对肿块的一种描述，肿瘤、囊肿、炎症、团块或其他疾病引起甲状腺肿物的都被称为"甲状腺结节"。良性结节属于组织增生和退行性疾病,不属于肿瘤,占结节的大多数;10%左右为桥本甲状腺炎和甲状腺瘤;只有小于5%是恶性结节,即甲状腺癌。

甲状腺结节的病因复杂,目前认为与放射性接触、自身免疫、遗传、碘摄入等因素有关。其中,放射性接触是甲状腺癌的重要致病因子。

甲状腺结节男女之比是1:4,女性多发的原因是此结节与雌激素有关,有些保健品含有外源性雌激素,可能是甲状腺结节发病因素之一。

有80%以上的甲状腺结节是通过超声检查发现的。检出甲状腺结节,人们最关心的是结节的良恶性问题。

若超声检查为高回声、边界清晰、回声均匀、囊性成分较多、小于1厘米、颈部淋巴结无异常,则其为良性结节的可能性较大,不用治疗。1—1.5厘米的结节也只需要定期观察,如果没有恶性特征,大于1.5厘米的结节才需要做细针穿刺检查。但良性结节如果长得比较快,如半年内体积增大超过50%,直径增长超过20%,就需要注意了。若超声检查回声不均匀、低回声实质性结节、边界不清、血流紊乱、结节纵横径比大于1(结节呈直立状),则其为恶性结节的可能性较大。

除上述超声特征外,还可以从以下几个方面综合分析结节的良恶性。

一是性别。女性患者比男性多见，但男性的结节恶变率比女性高。

二是年龄。20 岁以下和 60 岁以上的患者结节恶变率比较高。

三是形态。从形态上看，圆形、椭圆形等形态规则的结节多为良性结节；边缘模糊、不规则的结节，恶性的可能性较高。

四是钙化。钙化也是区别良性和恶性结节的重要指标。钙化分为微小钙化和粗大钙化，钙化颗粒越大，恶性病变的可能性越小。粗大钙化，直径 > 2 毫米，超声表现为强光团、片状、弧形或其他不规则形态，其中 10%—20% 为癌。微小钙化，即砂粒样钙化，超声表现为强回声光点，直径常 ≤ 2 毫米，几乎为恶性肿瘤所共有，多见于甲状腺乳头状癌，也可见于其他良恶性结节。结节边缘不规则环状钙化也是恶性病变的征象之一。

如果同时发现颈部淋巴结肿大伴结构异常，则恶性可能性更大。在以上几种恶性结节特征中，超声检查如果发现一两种，就需要密切观察，每半年做一次超声检查或做进一步体检。

超声不能完全代替 CT 和 MRI，比如结节粗钙化，由于钙化灶会使声波信号显著衰减，超声效果会大打折扣。CT不存在声衰减限制，能清晰显示钙化灶的大小、形态及内部结构，在恶性结节术前评估时，能更好地显示结节与周围组织的解剖关系，寻找可疑淋巴结时更具优势。

鉴别甲状腺结节良性还是恶性，细针穿刺活检是准确率较高的病理学检查手段。穿刺针头直径仅0.6毫米，创伤小、快速、准确，出血可能性很低，已成为诊疗甲状腺结节的标准流程。

治疗良性甲状腺结节，目前最好的方法是微波消融术。这是一种超微创手术，细针直接插到肿物内进行消融，不开刀、无疤痕，比较安全，能达到与手术切除同样的效果。对可疑恶性甲状腺结节则需要做细针穿刺检查或择期手术。

哪些甲状腺结节需要手术治疗？恶性结节应尽快手术治疗。对于良性结节，除非结节影响外观、出现压迫症状，否则一般不需要手术治疗。但如果结节太大（≥4厘米），或影响到周围器官，引起呼吸困难、吞咽困难、声音嘶哑，或位于胸骨后、纵隔内等，即使是良性结节，也应考虑选择手术治疗。此外，合并甲状腺功能异常，如合并甲亢等，也应及时进行手术治疗。

预防甲状腺结节的方法有 4 种。

第一，要摄入适当的碘量。甲状腺结节发病与碘有直接关系，因此生活中要注意碘的摄入。成年男性每天摄碘量 125—165 微克，女性 100—115 微克，妊娠女性酌情增加 10 微克。碘摄入过多或过少均会影响健康，并与甲状腺结节发病直接相关。

得了甲状腺结节能不能吃海产品或碘盐？这要看具体情况。一般来说，Graves 甲亢伴甲状腺结节患者应严格忌碘，并禁食海带、紫菜等海产品，应食用无碘盐。患有分泌甲状腺激素的高功能腺瘤者，也要忌碘。相反，患有桥本甲状腺炎伴结节则无须严格忌碘盐，但也不主张大量食用海产品。无功能结节，即现在超声检出的大多数甲状腺结节患者无须忌碘。换句话说，哪怕你不吃海鲜、不吃加碘盐，结节也不会缩小或消失。

据抽查，我国大部分地区，尤其是内陆山区都属于缺碘地区，吃海带、紫菜等海产品较多的沿海居民，缺碘的人就比较少。因此，每日摄碘量可根据每天食物中含碘量或当地发布的人群尿碘水平来调整，选择摄入碘盐、低碘盐还是无碘盐。

第二，适当吃些优质蛋白质食物，如奶、蛋、瘦肉、鱼、豆等，同时摄入足量的蔬菜和适量的坚果。这些食物不仅可以补充身体所需要的营养，还能提高机体免疫力和改善内分泌功能。

第三，避免生活中的不良刺激，禁烟禁酒，少吃辛辣、有刺激性的食物，不要随意吃保健品，避免情绪不稳定造成的内分泌紊乱。

第四，定期复查甲状腺功能。

2. 乳腺结节

乳腺结节是一种症状，常见为乳腺增生、乳腺囊肿、乳腺纤维瘤和乳腺癌。乳腺增生与体内内分泌紊乱、激素分泌不均衡有关。育龄妇女 70%—80% 有不同程度的乳腺增生。

多数乳腺单纯性增生为生理性的正常现象，通常在月经前明显，月经后减轻并停止。这是因为乳房受激素调控，随着月经周期的变化，激素水平反复波动，乳腺就会被刺激。激素水平高时，乳腺的一些导管上皮纤维组织就会增生，激素水平下降后又会平复下去。生活中一些引起内分泌功能紊乱的因素也会导致激素水平波动和乳腺增生，例如生活不规律、压力大、熬夜、情绪波动、焦虑紧张、饮食不当（血液中饱和与不饱和脂肪酸比例增加），以及过量摄入外源性雌激素，如蜂胶、蜂王浆、花粉等均可引发乳腺上皮和纤维组织增生，引起乳腺结节。

要注意的是，有些乳腺增生是病理性的，存在恶变可能。例如：持续几个月的乳房胀痛，疼痛不会随着月经期结束而缓解；摸到乳房有肿块，月经结束后也没有明显缩小。若出现这种情况应立即就诊。

约有 4%—10% 的乳腺增生是恶性病变。超声或钼靶检查，可鉴别乳腺增生的良恶性。但超声和钼靶只是一种提示，最终确诊还要靠病理学检查。有些影像学检查提示的是良性结节，手术后活检却是乳腺癌。因此，对于超声和钼靶提示的良性结节，有以下几种情况时要考虑手术治疗：一是 40—60 岁的女性，若发现一年内又长出了新的结节，无论结节大小，长了一个还是多个；二是 35—39 岁女性，若发现单个 ≥ 1 厘米的实质性结节或多发乳腺结节；三是生长较快，≥ 2 厘米的单发结节；四是患有乳腺结节的备孕女性，妊娠和哺乳可能导致肿瘤生长甚至恶变，为避免妊娠期乳房肿块给诊断和治疗带来困难，也可考虑手术治疗。目前常用的是麦默通微创环切术，它既能把结节切除，又能做活检看病理结果。

根据乳腺影像报告和数据系统（Breast Imaging-Reporting And Data System, BI-RADS）分类，超声乳腺

结节可分为 6 级。0 级，光用乳腺超声还不够，需结合其他影像学检查才能看到它。1—3 级，等级越低，良性的可能性越大，3 级一般建议定期随访观察。4 级，可疑恶性。此级可进一步分为 4a、4b、4c：4a 为低度可疑；4b 为中度可疑；4c 为高度可疑。4 级是乳腺结节良恶性的一个重要分水岭，4 级及以上需做进一步专科检查。5 级，恶性可能性 ≥ 95%，应采取积极的诊断及处理。6 级，已经过活检证实为恶性，但还未进行治疗。

另外，有些女性发现乳腺包块便通过自行按摩来消散包块，这是有风险的，目前没有任何研究可以证明按摩对乳腺健康有帮助。包块细胞和正常细胞不一样，按摩时会引起局部血液循环加速，营养成分增加。如果是肿瘤，按摩会使肿瘤细胞获得更多营养，长得更快，可能增加肿瘤细胞进入血管或淋巴管的概率，加速癌细胞转移或包块变大。

3. 肺结节

健康检查发现肺结节是一个警示。检查肺结节的 X 线胸片是重叠图像，多种组织相互重叠，肺小结节的密度又很低，常规 X 线胸片基本看不到。MRI 扫描时间长，患者无法长时间屏住呼吸，也不适合用于肺小结节的筛查。

CT 具有较高的空间分辨率，图像清晰，是肺小结节最好的筛查工具。CT 又分为低剂量 CT 和常规剂量 CT。由于肺里含有大量气体，所以在 CT 片上表现为很低的密度，故用较低辐射剂量的扫描就可能检出肺小结节。但如果看到有高危征象的小结节，就必须用常规剂量 CT 进行局部扫描，这样就能比低剂量 CT 更清楚地观察小结节的内部结构，进一步确认是否有肺癌的风险。

肺结节分为两类：（1）肯定良性结节或钙化结节，其特征为边界清楚、密度高，可见弥漫性钙化、中心钙化、层状钙化或爆米花样钙化；（2）性质不确定结节，通常指非钙化结节，包括实质性结节、部分实质性结节、非实质性结节。

结节的密度与其良恶性有关。实质性结节边缘规则，光滑清楚的往往为良性；而边缘不规则，呈明显分叶状的则很可能是恶性。非实质性结节可能是肺癌前不典型增生病变。部分实质性结节则介于两者之间，实质成分越多，恶变可能性越大。

结节的大小也影响其恶性率。影像学上结节直径＜ 3 毫米的为良性肺结节，可定期复查；直径＜ 5 毫米，恶性概率≤ 1%；直径 5—10 毫米，恶性概率 6%—

28%；直径 11—20 毫米，恶性概率 33%—64%；直径＞20 毫米，恶性概率 64%—82%。一般肺结节 ≥ 8 毫米时就要密切观察，及时就医，进一步检查治疗。

若肺结节直径 ≤ 5 毫米，可 6 个月后复查，随后一年复查一次。若肺结节直径＞5 毫米，可 3 个月后复查，随后一年复查一次。若肺结节直径＜ 8 毫米，基本都是良性的，千万不要紧张，一定要留出观察时间，不要急于手术。肺部小结节，即使是恶性，观察 3 个月也不会发生转移，仍是早期。观察期间，如果小结节长大，形态变得不规则，再手术也完全来得及。若结节直径＞ 10 毫米则应考虑手术。

在观察期内，可以使用抗生素来进行消炎。戒烟戒酒，合理饮食，调整好生物钟，看看能否通过消炎来使小结节缩小或者消失。如果这确实是一个能够通过消炎来消除的结节，那就可避免过度医疗。

不要以为肺部小结节切除，就是切除一两厘米大小的肺。其实，要切除的肺组织是结节的 5—10 倍，有时甚至是整个肺叶。即使是小结节手术，损失的肺组织也较大，手术后还可能出现咳嗽、胸痛、呼吸不畅或活动后气急等不良反应。有些看起来异常的小结节可能确实是肺癌，应早期筛查，早期诊断，及时处理。

从没做过 CT 的中老年人，在健康体检时最好做一次胸部 CT，给自己的双肺留一张"底板"，作为日后检查的参照。

十三、增生

增生，是身体某一部位组织的细胞数目增加、体积增大，其中只有部分最终会发生恶变。

1. 前列腺增生

健康体检发现，2/3以上的中老年男性都会遭遇前列腺问题，其中以前列腺增生最为常见。前列腺位于会阴部位，解剖结构像"西红柿"，里面充满前列腺液。前列腺液是精液的主要成分，对精子的活力和男性生育功能起着至关重要的作用。

前列腺上邻膀胱，尿道从中间穿插而过。当前列腺增大时，就会压迫尿道，造成排尿困难、尿频、尿急、尿痛、尿潴留等，给生活质量造成很大影响。影响前列腺增生最重要的因素是年龄。随着年龄的增长，前列腺也会"长大"。60岁以上的男性，半数以上会出现前列腺增生表现，80岁的男性中则高达83%。这是因为雄激素是发生和发育所必需的，随着年龄的增长，睾丸功能减退，体内雄激素水平下降，雌、雄激素比例失调，致使雄激素对雌激素的抑制作用减弱，雌激素水平相对上升，刺激了前列腺过度增殖而出现增生。

前列腺增生评分方法：1个月内是否有以下症状。

（1）是否经常有尿不尽感。

（2）两次排尿间隔经常小于2小时。

（3）是否有间断性排尿。

（4）是否有难以憋尿现象。

（5）是否有尿线变细现象。

（6）是否需要用力或使劲才能开始排尿。

（7）从入睡到早起，一般需要起来排几次尿。

第（1）—（6）问中，"无"计0分，"少于1次"计1分，"少于半数"计2分，"约半数"计3分，"多于半数"计4分，"几乎总是"计5分。第7问中，"无"计0分，"1次"计1分，"2次"计2分，"3次"计3分，以此类推。将7个问题答案分数累加，得分在0—7为轻度，得分在8—19为中度，得分在23—35为重度。

轻度可观察，无须治疗，但要定期检查，包括前列腺特异性抗原（Prostate Specific Antigen，PSA）。但一旦疾病有进展，就需要及时进行治疗。中度症状则需进行药物治疗，并定期检查上尿路是否存在膀胱结石及双肾积水等问题。重度症状则需进行手术治疗。

需要明确的是，治疗前列腺增生拯救的并非这个器官，而是膀胱功能（收缩能力和舒张能力），同时避免上尿路继发损伤（如肾积水、肾功能不全）和降低心脑血管事件的发作次数，降低腹股沟疝气和痔疮的患病率。

前列腺疾病，包括前列腺增生、前列腺肿瘤、前列腺囊肿、前列腺钙化、前列腺结石，与不良生活习惯有很大关系。前列腺患者应从年轻时就注意预防，主要有以下几个方面。

（1）禁烟禁酒，少吃红肉和辛辣刺激的食物。烟、酒和红肉是前列腺增生的重要原因，他们会使前列腺充血肿胀，加重前列腺压迫程度。辛辣刺激的食物容易导致便秘症状加重，加重排尿困难。

（2）少坐多动。坐姿持续时间最好不要超过2小时，适量运动可改善症状，做跳跃运动和提肛运动均有益于预防前列腺疾病，但过度运动会加重病情。

（3）合理饮水，避免憋尿。每日饮水1500—2000毫升，每隔2—3小时要排尿一次。

（4）定期体检。超过50岁的男性，无论有无症状，每年至少做一次超声和PSA检查，若检查出前列腺增大并伴有重度排尿障碍症状，则需进行药物治疗，以控制病情，提高生活质量。

前列腺增生的并发症如何预防？前列腺增生的并

发症发生率比较高，且随着病程的延长，并发症的发生率会逐渐增高。前列腺增生看似不严重，却可给男性健康带来巨大风险。前列腺增生的并发症主要有以下几种。

一是尿潴留。前列腺在任何阶段均可因某种原因（如劳累、饮酒、便秘等）突然充血、水肿，导致急性尿潴留，使患者出现剧烈的下腹胀痛。慢性尿潴留是由于膀胱出口梗阻，膀胱不能完全排空，出现残留尿。

二是感染、结石和血尿。膀胱通过尿道与外界相通，细菌可通过尿道进入膀胱，造成膀胱、前列腺感染。尿液中的细菌代谢产物和无机盐等逐渐沉淀、结晶，最终形成膀胱结石。前列腺钙化形成的原因：（1）憋尿，尿酸盐反流到腺管中，沉积在腺管里面；（2）炎症的炎性分泌物淤积在腺管中，形成前列腺钙化。前列腺钙化是指结石硬化病灶发展到一定程度时，腺体局部或整体弹性下降、密度增加，逐渐接近钙质的病理现象。

增生的前列腺充血，再加上膀胱内感染和结石的刺激，患者可能会出现肉眼血尿，严重者会出现大出血而危及生命。

三是慢性肾功能不全。长期排尿梗阻引起肾积水，进而引发肾功能不全，甚或尿毒症。

由此可见，前列腺增生患者虽然病情发展缓慢，平时也可能没有明显症状，但潜在风险不可小觑。当出现排尿障碍症时应进行药物治疗，症状严重时应及时手术治疗，以免发生严重并发症。

特别要注意的是，中老年人的健康体检中，PSA 升高十分常见，但不要以为 PSA 是用来检测前列腺肿瘤的指标，就认为 PSA 升高就是得了前列腺癌。PSA 升高是由前列腺内细胞的组织结构产生破坏引起的，所以当前列腺发生疾病（良性前列腺增生、前列腺炎、前列腺癌）或进行前列腺按摩、前列腺穿刺等时，PSA 都会升高。另外，骑车、骑马等运动也会使 PSA 升高。

因此，若体检结果显示 PSA 升高，可在 2—4 周内复查。若是骑车、骑马等运动引起的生理性升高，停止此类运动 1 周后便会恢复正常。良性前列腺增生、前列腺炎患者，其 PSA 大多稳定在偏高水平，如果 PSA 不断攀升，就要注意是否是前列腺癌，应及时就医。

2. 骨质增生

骨质增生就是我们常说的"骨刺"，是在正常骨骼边缘形成骨增生物，常出现在受骨关节炎影响的关节周围。它是人体衰老的一种正常退化现象，但并非老年人的专利，一些年轻人因久坐久站等工作或生活习惯也会长出骨刺。骨刺多见于绝经期女性和老年男性。人到了一定年龄，活动较多，负重较大的关节如颈椎、腰椎、膝关节等周围都会有不同程度的骨质增生。这些骨质增生一般不会引起症状，但当增生的骨刺激到局部组织或神经并产生疼痛等症状时，就称为"骨质增生症"。

骨质增生主要发生在关节表面的边缘，成因是肌肉力量逐渐下降、韧带逐渐松弛，引起关节不稳定，导致关节面之间摩擦加重，从而加速关节软骨老化，诱发骨质增生。剧烈运动或过度体育锻炼也会造成年轻人关节表面骨膜下出血、水肿和炎症，进而引起骨膜、软骨膜成骨，诱发骨质增生。此外，骨质疏松会导致微骨折、骨萎缩，加速关节退变，促进骨质增生的形成。

骨刺并不一定是"坏的"，它是机体由于异常刺激而产生的一种保护性反应，并不是大家所想的那么尖锐，只是额外形成的骨质，通常比较光滑。随着年龄的增长或运动负荷的加重，骨与骨或骨与韧带等这些连接部位会逐渐变得不稳定，此时人体就会启动自我保护机制，通过骨刺起到"维稳"作用。骨质增生一般不需要治疗，但当增生的骨刺（骨赘）压迫邻近组织，导致明显疼痛，影响患者生活质量时，可以接受手术治疗。

在日常生活中，预防骨质增生要做到以下几点。（1）避免长期过度、剧烈运动，尤其对于持重关节（如膝关节、髋关节）。剧烈运动还可使骨骼及周围软组织的损伤和骨骼上受力不均，从而导致骨质增生。但不能不运动，适当的体育锻炼是预防骨质增生的好方法。关节软骨的营养来自关节液，而关节液只能靠"挤压"才能进入软骨，促进软骨的新陈代谢。（2）减轻体重。体重过重是诱发脊柱和关节软骨老化的重要原因，过重的体重会加速关节软骨磨损，使得压力不均匀，造成骨质增生。

3. 子宫内膜增生

子宫内膜增生可分为单纯增生、复杂增生和不典型增生。单纯增生细胞形态和排列没有发生改变，仅数量增多，导致变厚，其中发展为子宫内膜癌的概率仅为3%。复杂增生表现为子宫腔内呈乳头状突出，少数可发展为不典型增生。不典型增生是细胞发生病变导致体积增大等不正常改变，其中发展为癌症的概率有23%，重度不典型增生的癌变率可达到30%—50%。

子宫内膜增生通常是雌激素持续刺激及缺乏孕激素抵抗导致的。最重要的预防措施是将体重控制在正常范围内，同时保护好卵巢功能，如禁烟酒、不熬夜等。

4. 乳腺增生

乳腺增生又称"小叶增生""纤维囊性增生"，多发生在25—45岁女性，其发病率约50%—70%。体形肥胖、吸烟酗酒、焦虑、紧张、外源性雌激素（如雌激素替代治疗或含雌激素的保健品）对乳腺产生持续刺激，是乳腺增生的常见原因。

乳腺增生一般不会恶变，少数患者会发展为不典型增生，癌变的概率也非常小，可通过药物干预或手术治疗。控制体重、少吃蜂蜜等动物雌激素的食物或保健品、生活规律、少熬夜、保持心情舒畅，可以减少发病和缓解临床症状。

5. 胃增生

胃增生即不典型增生、上皮瘤样变。轻度上皮瘤样变可由胃溃疡、胃炎、胃息肉和幽门螺杆菌诱发；中度上皮瘤样变多由腺瘤息肉、萎缩性胃炎等诱发；重度上皮瘤样变有恶变倾向，即原位癌。

一旦在胃镜活检中发现上皮瘤样变，就应定期复查胃镜，观察病变的发展变化。若发现重度上皮瘤样变，应在内镜下切除病变。禁烟酒，清淡饮食，规律作息，根治幽门螺杆菌感染，积极治疗溃疡病、胃息肉，可预防胃上皮瘤样变和胃癌发生。

十四、息肉

　　在体检中经常能发现息肉。受检者常常询问医生，什么是息肉，息肉是否会癌变。息肉是肉眼所能见到的突出于人体黏膜表面的赘生物，上到鼻腔、声带，下到直肠、宫颈，均会生长息肉，但以消化道最为常见。息肉可以是增生性病变、炎性病变、真性肿瘤，也可以是黏膜的隆起。息肉大小自数毫米至数厘米不等，多发性息肉通常有 50—60 个，患息肉病时其数目可超过 100 个。息肉分为肿瘤性和非肿瘤性，息肉和肿瘤之间有一定关系，可以说，息肉和癌症是"近亲"。息肉的产生与饮食结构、生活习惯等有关，比如大量食用高脂肪、高蛋白或辛辣刺激的食物，长期饮酒。另有一些息肉是局部黏膜组织受到炎症刺激所致。比如，长期便秘患者的肠道内有大量干结的粪便，可持续刺激直肠黏膜，生成慢性炎症，久之便会产生肠息肉。雌激素水平过高，不断刺激子宫内膜，也会产生宫颈息肉。

　　息肉个小，通常没事，但如果符合以下 5 条，就属于高危了：属于腺瘤性息肉，属于菜花型息肉，属于宽基广蒂型息肉，短期内息肉快速增大，有息肉家族史且年龄小于 50 岁。一般息肉大于 1 厘米就应尽早切除，以防恶变。

1. 鼻息肉

鼻息肉是鼻腔或鼻窦黏膜上突出于表面的增生性病变，是一种良性小肿瘤。患者多有鼻塞感，随着息肉不断增大，鼻塞感会逐渐加重，进而引起鼻窦炎、慢性咽炎、打鼾，严重时会出现头痛、记忆力下降、嗅觉障碍等并发症，若阻塞咽鼓管则可能出现耳鸣、听力减退等现象。鼻息肉以炎性息肉居多，极少数会发生癌变。

若患者病情较轻，只需持续观察；若息肉增大，伴有鼻出血，则可能有癌变风险，需手术治疗。

工作和生活环境中保持空气新鲜，控制慢性鼻炎、过敏性鼻炎可减少鼻息肉的发病风险。

2. 声带息肉

病因不十分清楚。教师、播音员是声带息肉的高危人群，他们长期发声或大声说话，声带有慢性损伤，容易引发声带息肉。感冒、上呼吸道感染、急慢性喉炎也是声带息肉的常见因素。声带息肉多在喉镜检查时发现，主要表现是声嘶，嘶哑程度因息肉大小和部位不同而异。轻者仅有轻微声音改变；重者嘶哑明显，甚至发声困难。若息肉较大，还可能会阻塞喉腔，引起呼吸困难。声带息肉有突发癌变的可能，且癌变时患者常无不适，会在不知不觉中发展成癌。因此，一旦出现声音嘶哑、喉部异物感、咽喉干痒疼痛等症状，建议到医院明确诊断。

手术摘除声带息肉是最有效的治疗方法，但小部分人可能会声带损伤，影响发声。

在日常生活中，常说话的人切记不要大声说话，常喝温开水，保证声带充分休息，避免长时间说话。戒烟限酒、忌刺激性食物等可预防声带息肉的发生。

3. 胃息肉

胃息肉是指胃黏膜突出于胃腔而形成的局限性、隆起性病变，可单发或多发，极少数家族为多发性胃息肉，数量可在百枚以上。胃息肉多数直径为数毫米，直径大于数厘米的少见。

胃息肉大多数没有不适症状，但若合并胃炎、幽门螺杆菌感染、胆汁反流等问题，就会出现腹部不适、上腹隐痛、腹胀、消化不良等症状。胃息肉大致分为5种。（1）增生性息肉，其本质是反应性增生，癌变率较低，仅0.3%—0.6%。尽管癌变可能性小，但如果直径大于1厘米，最好手术切除。（2）错构瘤性息肉，主要见于青少年。（3）幼年性息肉，常见于儿童，成人也可以发生，也称"潴留性息肉"。（4）异位性息肉，主要由异位的胰腺或十二指肠腺体构成。（5）腺瘤性息肉，约占息肉的 10%，因胃上皮有非典型增生，属于癌前病变，癌变率可达 50%。

一般认为，胃息肉直径小于 1 厘米，且数目较少，可定期监测，若同时合并幽门螺杆菌感染，则要及时治疗。直径在 1—2 厘米，且数目较多、无蒂，建议切除。直径大于 2 厘米，一定要及时切除干净。

年龄大于 50 岁，经常食用辛辣、过冷、过热、浓咖啡、浓茶等刺激性食物及腌制、烧烤类食物，高脂低纤维饮食，长期吸烟或饮酒，工作压力大，长期熬夜，患有幽门螺杆菌感染、胆汁反流，或长期服用质子泵抑制剂等，都可能患胃息肉。胃息肉高危人群最好每 1—2 年做一次胃肠镜检查。生活中要避免上述诱发因素和及时治疗相关疾病。患胃息肉高危人群，若发现胃病症状的性质、程度或节律有改变，要及时做胃镜检查，以便早发现、早诊断、早治疗胃部恶性病变。

4. 胆囊息肉

胆囊息肉是指胆囊黏膜局限性隆起样病变，多为良性。胆囊长息肉，必须引起重视。胆囊息肉的大小与良恶性有关，其中腺瘤性息肉最危险，恶变率约

10%。无蒂息肉（包括局限性胆囊壁增厚，厚度大于4毫米）也有恶变风险。

胆囊长息肉主要跟饮食不规律、嗜酒、偏食辛辣油腻食物及不爱运动等因素有关。此外，发病还与胆囊慢性炎症有关。

胆囊息肉是否需要手术，要根据息肉的大小、症状等情况综合判断。具体来说，有症状的胆囊息肉，不论息肉的大小、数量，均需手术切除；无症状的胆囊息肉要密切观察，定期进行超声及增强CT检查，基本可以发现及判断有无恶变与高危因素。

胆囊息肉一旦出现以下情况，要进行手术治疗，以防恶变：（1）患者年龄超过50岁，胆囊单发息肉直径大于1厘米；（2）息肉基底宽，且位于胆囊颈部；（3）多发息肉合并胆结石；（4）息肉呈蒂状囊内生长，增强CT息肉明显强化；（5）息肉在短期内迅速增大（增大超过2毫米）。若直径小于5毫米，无明显症状，可每3—6个月复查；若迅速增大或突发症状需及时就医。

现在，胆囊息肉一般采用保胆手术。通过腹腔镜联合胆囊镜微创的方式，给胆囊切个小口子，摘除息肉。手术摘除息肉后，术中快速进行病理切片诊断，如果是良性息肉，胆囊得以保留；如果是恶性，则可以及时切除。灵活的术式，可以保住更多的胆囊。微创术后，患者一般恢复快，极少出现腹胀、腹痛这些并发症，胆囊功能也得以保留，可以进行正常的饮食、活动，不影响生活。

为什么要做保胆手术？胆囊切除后的不良并发症发生率高达 30%，表现为腹泻、腹痛、胆汁反流等。这是因为胆囊是人体的消化器官，胆囊切除后胆管内的流体压力发生变化，容易形成旋涡或涡流。长期下去，胆总管便会产生沉积，继而形成胆管结石或继发肝内胆管结石。同时，胆汁酸持续释放进入肠道，还会导致结肠癌的发病率增加。因此，对于胆囊息肉应尽量做保胆手术。

预防胆囊息肉，饮食要规律，早餐一定要吃。如果不吃早餐，则晚上分泌的胆汁利用不上，存留于胆囊内，胆汁在胆囊内存留时间过长，则可刺激胆囊形成胆囊息肉或使原来的息肉增大、增多，所以早餐最好按时吃。晚餐不能多吃。此外，饮食要清淡，不可暴饮暴食，禁食高脂肪、高胆固醇食物，禁酒。

5. 结直肠息肉

结直肠息肉是指从黏膜表面突出到肠腔内的息肉状病变。息肉的大小不一，小的只有几毫米，大的有数厘米。息肉的数量，从一个至数个不等。

好好的肠道为何会长息肉？肠息肉的病因尚未明了，可能与下列因素有关。

一是遗传因素和基因突变，而突变的基因会遗传给后代，即与家族性腺瘤性息肉和家族性大肠癌有关。

二是不良的生活习惯，高脂肪、高蛋白、低纤维素饮食（如爱吃肥肉和加工红肉，不爱吃蔬菜）与结直肠息肉密切相关。长期食用高脂食物，肠道中胆汁浓度增加，胆汁中的胆汁酸和胆盐都会强烈刺激肠道黏膜，引起肠黏膜增生形成息肉或使息肉恶变，尤其是膳食中的脂肪占比超过 40% 是形成结直肠息肉的重要因素。若脂肪摄入不超过膳食的 15%，患病率就会显著降低。另外，辛辣刺激性食物、腌制食物等也与肿瘤性息肉有关。隔夜菜、放置过久的食物的细菌超标，吃了以后，肠道中原有的菌群平衡被打破，导致有益菌减少、有害菌增多，从而增加肠息肉风险。

三是疾病因素。免疫功能低下、动脉粥样硬化、糖尿病、冠心病患者，接受过胃十二指肠溃疡行空肠吻合术、切除胆囊、癌症放疗的患者，以及肥胖人群，这些人的结直肠息肉患病率较高。

四是肠道慢性感染。如患有结肠炎、克罗恩病等，由于长期炎症刺激，容易产生炎症性息肉。

五是异物损伤。粪便粗渣和异物长期刺激肠黏膜上皮，容易使细胞出现异常增生，形成息肉。长期便秘或频繁使用泻药也会刺激肠壁生成息肉。

六是某些蔬果。有些热带水果如火龙果、榴梿等，所含的蛋白质对人体来说是异性蛋白，容易出现肠道过敏现象，引起肠道充血、水肿、糜烂，甚至出血的症状。此时，身体的自愈机制会对肠黏膜进行修复。如果常吃这些水果，肠道不断地充血、水肿、糜烂和修复，可能会出现细胞增殖现象，从而形生息肉。此外，未经处理的蕨菜进入肠道后，会释放出原蕨苷这种致癌物质，促进肠道息肉长大，甚至恶变。增加肠息肉风险的还有茶叶蛋。茶叶中的鞣酸与鸡蛋中的蛋白结合，产生鞣酸蛋白。鞣酸蛋白会延长肠道中粪便的排出时间，使粪便中的有毒物质长时间滞留在肠道。如果肠道中有息肉存在，这些有毒物质就会增加肠道息肉的生长速度和癌变风险。

肠道息肉轻者多无明显症状，许多人是在常规体检中无意发现的。少数患者表现为大便排便习惯改变，如原来每天一次大便，突然改变为每天大便3—4次；或大便性状发生改变，如黏液血便、脓血便或鲜血便等。有些人还会出现腹痛、消瘦、贫血等症状。

肠镜是筛查结肠息肉最简便的方法。一般没有家族史的健康人群，50岁以上建议每10年做一次肠镜检查；有肠息肉家族史的，依据家人的病史，如家中有人40岁发病，则提前10年，也就是30岁时开始检查，每5年一次。

结直肠息肉分4种类型。（1）增生性息肉，是正常黏膜对外界刺激的反应，属于良性息肉，无须特殊处理，可以定期观察。（2）炎症性息肉，是炎症刺激的结果，多见于结肠炎、克罗恩病、血吸虫病、肠结核等疾病之后形成的肉芽肿，也称"假性息肉"，属于良性息肉，以治疗原发肠道疾病为主。炎症刺激消退后，息肉会自行消失。（3）腺瘤性息肉，虽然是一种良性病变，但80%—95%的结肠癌是由腺瘤演变而来的，腺瘤性息肉直径越大，癌变率越高，直径小于1厘米的癌变率在1%—3%，直径在1—2厘米的癌变率约为10%，直径在2厘米以上者癌变率约为50%。若息肉形态不好，如基底较宽、表面糜烂、溃疡和绒毛较多，则要高度怀疑癌变。腺瘤性息肉整个癌变过程大约需要3—5年甚至更长时间。因此，腺瘤性息肉最好切除，以免遗留隐患。（4）家族性息肉，与遗传因素有关，其特点为婴幼儿时期无息肉，多于青年期发病，肠道可见成百上千的息肉，其癌变的倾向性几乎可以达到100%。有这种家族史的患者，在中青年时就易癌变，建议从12岁起就进行肠镜检查，直到40岁。若发现有家族性息肉宜尽早手术切除。

大肠息肉要及时治疗，因为95%的大肠癌是由息肉恶变而来的。如果发现了肠息肉，内镜下切除或手术切除是治疗息肉的金标准。腺瘤性息肉和家族性息肉是一定要切除的，以防癌变。如果在息肉腺瘤阶段将其斩草除根，能有效防止肠癌。如果未切除肠道息肉，患结肠癌的概率将增加4倍左右。由于结直肠息肉容易复发，因此发现息肉后要根据息肉病理类型、癌变风险和切除情况，确定复查时间。

即使良性息肉也不是一切了事，它可能再度复发，发生的位置和性质都可能不一样。因此，只要是曾经有大肠息肉病史的患者，都应定期复查。若息肉只有一个，病理证明是良性的，刚开始每年只需复查一次，连续2—3年不复发，之后可以改为每3年复查一次。若有多个良性息肉，为保险起见，还是要每年做一次肠镜检查。若息肉大于2厘米，病理检查为绒毛状腺瘤和无蒂息肉，复查间隔应该在1年以内。若肠镜未发现息肉病变，可隔3年后复查。有癌症史、肠道息肉史或一级亲属（父母、子女、兄弟姐妹）有大肠癌史者，慢性腹泻持续3个月以上或每年慢性便秘2个月以上者，有黏液、血便、慢性胆囊炎（包括做过胆囊切除）、肝硬化等相关疾病者，尤其要注意肠道检查。

如何预防结直肠息肉？结直肠息肉是可以通过良好的生活习惯预防的，主要是保证饮食清淡，少吃肉，尤其是要少吃肥肉、红肉和加工肉，多吃杂粮、新鲜蔬菜和水果，戒烟限酒，避免便秘，平时少静坐、多运动。适当运动可增加肠蠕动，加速粪便排出体外，可明显减少大肠息肉的风险。

6. 子宫息肉

（1）宫颈息肉。宫颈息肉是慢性宫颈炎长期刺激的结果，多为良性，无明显症状，少数患者可能出现类似于月经的出血症状。如果在孕期发生宫颈息肉，息肉会慢慢长大出血，影响孕期健康。一旦发现宫颈息肉，需尽早治疗。若息肉较小，可先药物消炎；若超过黄豆大小，可先切除，然后进行病理检查，识别息肉类型。由于宫颈息肉容易复发，术后需定期复查。

（2）子宫内膜息肉。子宫内膜息肉是子宫内膜局部增生形成的结节状突起，可单发，可多发，小的仅1—2毫米，大的能充满整个宫腔。子宫内膜息肉好发于育龄期到绝经后的女性，人群发病率约为7.8%—34.9%。病因可能与慢性炎症刺激和局部高雌激素环境有关。其高危因素包括高龄、不孕、高血压、肥胖、糖尿病、激素替代治疗、长期妇科炎症刺激等。

超声是诊断子宫内膜息肉首选的检查方法，宫腔镜检查同时取病理组织活检是诊断的"金标准"，也是目前较好的治疗手段。

大多数子宫内膜息肉是良性的，且有25%会自行消退，尤其是小于10毫米的子宫内膜息肉，不一定要治疗，定期随访即可。直径超过10毫米的，建议手术后再孕。对绝经后出血的息肉，建议手术治疗。

子宫内膜息肉治疗后的复发率较高，为2.5%—43.9%，其原因可能与病因和高危因素未去除，以及服用含雌激素的保健品等有关。

子宫内膜息肉患者要注意恶变。子宫内膜息肉恶变的高危因素：子宫内膜息肉恶变率与年龄正相关，随着年龄的增长，息肉恶变率会不断上升；长期服用他莫昔芬（一种治疗乳腺癌和卵巢癌的药物）诱发子宫内膜息肉的形成，发病率为30%—60%，且恶变率为3%—10.7%；肥胖是息肉恶变的独立高危因素，高血压和糖尿病也会增加子宫内膜息肉的恶变概率。

十五、囊肿

囊肿多是先天性疾病，除了头发、指甲外，全身各处都可能长囊肿。许多人体检单上列有囊肿，有些人对带"肿"字的结果有点紧张。那么，身体里的囊肿是怎样形成的？它对人体健康有多大影响？

囊肿就像脏器里的一个"水疱"，因为囊壁的上皮细胞持续分泌，可能使水囊不断增大。一般是在成年或中老年时开始增大。囊肿外层有个薄膜样的完整囊壁，里面充满了液体。这些液体多为普通的渗出物，少数是血性或感染性液体。根据囊内液体成分，可分为单纯性囊肿和复杂性囊肿。单纯性囊肿在体检中常见，其囊内成分单一，囊壁厚薄均匀；复杂性囊肿少见，囊内除了液体外，还有分隔或实质性组织成分。

一般认为，囊肿的形成与遗传、寄生虫、感染、外伤、内分泌及饮食结构等因素密切相关。囊肿多数为良性病变，但有些实体肿瘤可因缺血、坏死、液化形成囊性病灶。单纯性囊肿无临床症状；复杂性囊肿可通过超声、CT、MRI及肿瘤标志物等检查综合分析确诊，也可通过穿刺活检明确良恶性。

小的良性囊肿一般无须特殊治疗，定期复查就可以了，大多数几年或几十年不变或变化很小。但当囊肿增速过快或体积过大时，会对周围组织器官产生压迫，囊内液体感染可引发脓肿，囊肿扭转可能坏死，导致急腹症，恶性囊肿可能破溃、出血或转移到其他组织器官。患者如有这些情况均应立即就医处理。

1. 肝囊肿

肝囊肿是肝脏里长了水疱，这是一种先天性疾病，比较常见。形成肝囊肿的机制是在胚胎发育期，一些多余的胆管自行退化，与通道失去联系，形成独立"王国"。肾囊肿患者 37% 以上合并有肝囊肿，故遗传学认为这两者的出现是由同一种基因控制的。

另外，后天性肝囊肿与寄生虫、炎症、创伤和肿瘤等有关。寄生虫性肝囊肿病因是包虫病，即寄生虫棘球蚴虫的感染。这种寄生虫常见于狗、马、牛、羊等动物，人并不是棘球蚴虫感染的主要对象，只要采取积极措施就可以预防，如保持手部卫生，减少与上述动物的接触。如果家中有饲养宠物狗，需定期到医院检查寄生虫感染。

肝囊肿多为单发性，好发于肝右叶，以 20—50 岁人群多见，男女发生比例为 1∶4。肝囊肿大小悬殊，小的如针尖，大的如拳头，但以数毫米到数厘米大者多见。囊肿内含澄清透明的液体，囊液多的有数千毫升。多发性肝囊肿以40—60岁女性多见，囊肿大小不等，可遍及全肝，也可局限于肝的局部。先天性肝囊肿生长缓慢，小的囊肿不引起任何症状，少数人有上腹部不适，多为体检时偶然发现。大的肝囊肿压迫胆管可出现黄疸，压迫胃、十二指肠与结肠时，可发生餐后饱胀、食欲减退、恶心、呕吐等症状。若囊肿继续扩大，可能会压迫肝组织，影响肝脏功能。少数囊肿会破裂出血，囊内液体继发细菌感染，引发腹膜炎。

人们最担心的是肝囊肿会不会恶变。大多数肝囊肿属于良性囊肿，不会影响肝功能，先天性肝囊肿不会恶变。但如果超声检查观察到囊肿壁从光滑演变成结节状，就需要进一步检查了。

值得注意的是，不要把囊肿样肝癌误判为肝囊肿，可抽血查一下AFP，以排除肝癌的可能。

对于直径小于5厘米且无明显症状的肝囊肿，无须特殊治疗。较大的或症状明显的囊肿，可利用B超抽出囊内液体，然后在腔内注入无水乙醇冲洗。其原理是破坏囊内衬的上皮组织，减少复发可能。这种方法安全且疗效好。

对于部分肝囊肿或巨大肝囊肿，患者会出现上腹部不适、疼痛或恶心、厌食等症状，需谨慎对待。一是有可能伴随肿瘤，比如囊腺瘤、囊腺癌；二是有自发出血、感染、破裂及压迫胆道导致梗阻的可能，需进一步检查及治疗。

肝囊肿破裂的隐患大小，往往与部位和外力作用密切相关。除了对外向型生长的巨大肝囊肿提高警惕外，一般的生活行为不会引起其破裂，所以不必限制患者的外出活动，但要防碰伤、防摔倒。

2. 肾囊肿

肾囊肿可分为遗传性囊肿和非遗传性囊肿。由非遗传性疾病导致的肾囊肿，按恶性风险程度可分为单纯性肾囊肿和复杂性肾囊肿。在体检超声检查中提示的一般是单纯性肾囊肿。单纯性肾囊肿是一种良性疾病，随着年龄的增长，发病率会逐渐增加。单纯性肾囊肿不影响肾功能，除非在尿路梗阻的情况下，可出现肾功能问题。大部分单纯性肾囊肿患者无任何症状，极少数可能出现囊肿破裂、出血或感染。囊肿直径小于5厘米一般无须特殊处理，定期监测即可；囊肿直径大于5厘米（含）可考虑进行经皮穿刺抽吸或腹腔镜下肾囊肿去顶术治疗。复杂性肾囊肿需通过影像学检查进行恶性风险评估，并及时进行干预。

极少数肾囊肿患者会出现囊肿破裂、血尿、疼痛或感染，此时应及时就医治疗。

3. 卵巢囊肿

卵巢囊肿是女性生殖系统最沉默的肿瘤，可发生于任何年龄，分为生理性卵巢囊肿和病理性卵巢囊肿。生理性卵巢囊肿一般会自行消退，无须特殊治疗。病理性卵巢囊肿（卵巢癌）多发于50岁以上的女性，它不容易被早期发现。其位于盆腔较深部，肿瘤位置相对隐蔽，起病隐匿，因而早期没有明显症状。

盆腔肿块在没有发生破裂、扭转的情况下，一般不会有症状，只有长到较大，压迫到其他脏器时才会出现症状，所以发现时大多已是中晚期。尽早发现要关注两个时期：一个是月经初潮前，一个是绝经后。月经初潮前女性生殖系统还没有发育成熟，绝经后生殖系统逐渐萎缩，超声等影像学检查一旦发现子宫附件处有囊性肿块，多是一种不正常现象，恶性程度相对较高，应及时就医治疗。

卵巢囊肿发生的原因目前尚不明确。平时要关注身体的异常变化，如果出现月经异常、腹胀、纳差等情况要及时就诊，不要等到腹部膨隆、囊肿破裂或扭转发生急腹症时才就诊。定期体检，若超声检查盆腔发现卵巢囊肿，需进一步检查以明确病因。

4. 宫颈囊肿

宫颈囊肿多发生于已婚妇女，是宫颈炎的一种，属于良性囊肿。其形成原因与脸上青春痘相似，是油脂分泌过多导致腺管口被堵塞，从而使宫颈腺体向外分泌黏液。当导管阻塞、腺体分泌物引流受阻时，就会使腺体胀大，形成大小不同的囊性物，即宫颈囊肿。宫颈炎症、生育，以及其他可能造成轻微外伤的情况均是诱因。宫颈囊肿发生癌变的概率微乎其微，多数不需要治疗。

5. 前列腺囊肿

前列腺先天畸形、前列腺增生、前列腺炎、前列腺结石均可引起前列腺囊肿。先天性前列腺囊肿多位于前列腺上方，可发生于任何年龄；后天性前列腺囊肿一般在中年后发病，多继发于炎症或增生，多无症状，无须治疗。囊肿较大时可能会引起会阴部胀痛、尿频、尿急、排尿困难、残余尿等尿路梗阻症状，可选择手术、电切、穿刺注射硬化剂等方式治疗。

由于前列腺囊肿与前列腺增生关系密切，因而要预防前列腺增生，如禁烟禁酒、少吃红肉、少坐多动等都是可行的方法。

对有症状的前列腺囊肿要进行 MRI、肿瘤标记物等检查，以判断病灶性质。对良性囊肿、假性囊肿、淋巴上皮囊肿，仅在病灶很大且出现压迫症状时才需手术；黏液性囊性瘤、实性假乳头状瘤等多恶变可能，需及时手术治疗。

6. 骶管囊肿

骶管囊肿是先天性发育异常的脊膜囊肿。囊肿与椎间盘相比，属于软性物质。主要症状是与体位相关的会阴部位麻木、疼痛。在正常人中，骶管囊肿很常见，一般很少出现症状，也无须特别处理。

7. 腱鞘囊肿

腱鞘囊肿是发生于关节或腱鞘，内含液体的囊性肿物。它属于软组织损伤性疾病，可发生于身体的任何部位，但以手腕部软组织最为常见，也会长在足背、膝、肩、脊柱或其他关节内、外软组织处，一般表现为皮下浅表的半球状隆起，生长缓慢，大小不一。

腱鞘囊肿几乎可以在所有年龄段发病，但以 10—40 岁最常见。腱鞘囊肿的发病原因目前尚不明确，可能与重复性的运动有关，比如长期用电脑鼠标、做家务等。

腱鞘囊肿属于良性病变，一般情况下并发症很少，且会自行消退，对于没有症状和不想接受任何干预的患者，可以考虑暂时观察。适当固定制动有助于恢复病情，也可暂时使用支具，但应限制使用时间，每天还要进行适当活动。对于明显疼痛患者，可进行囊肿抽吸治疗，但治疗并未破坏囊肿本身，一半以上接受过抽吸治疗的患者大约会在 1 年内复发。对于接受初始非手术治疗后症状持续存在或复发或囊肿持续增大并出现疼痛、麻木的患者，建议进行手术治疗。

目前已不推荐用快速挤压或拍击等物理方法粉碎囊肿，这不仅不能阻止复发，还可能对周围组织造成进一步的伤害。

腱鞘囊肿除了"长包"，还可能表现出明显的肿块和关节痛，特别是腕关节痛。在一些情况下，囊肿过大可能会压迫局部神经，从而导致感觉和运动能力丧失，还可能引起循环障碍，出现指端发凉、肤色苍白等症状。

腱鞘囊肿患者应避免过量的患部运动。需要提醒的是，囊肿也有其他疾病的可能，比如脂肪瘤、类风湿结节、痛风石、腱鞘巨细胞瘤等，患者最好及时就医，确定病因，以便进行有针对性的治疗。

十六、结石

1. 尿石症

尿石症不仅发病率高，复发率也很高。若未有效防治，终身复发率接近100%；若防治有效，复发率只有15%。

人体的代谢产物经肾脏处理后以尿液的形式排出。尿液中溶解了很多杂质和废物，正常情况下，这些成分的量都处于一种平衡状态。可一旦平衡被打破，某种杂质成分增加，例如尿酸盐、草酸盐等浓度过高，就会从尿液中析出，无法正常溶解，久而久之便会积累形成肾结石。超声检查发现的肾盂内结晶就是肾结石的前身。

尿石症包括肾结石、膀胱结石和尿道结石。如果结石"躲在"肾脏中，可能无任何症状，少数患者会感到腰部酸痛。如果结石在肾盂内频繁活动，则会引发血尿。

肾结石是否引起患者疼痛主要取决于结石的位置、大小，以及有无梗阻和继发感染。多数肾结石较小，患者可能无症状，但有的小结石一旦进入肾盂或输尿管，为了促使结石排出而剧烈蠕动，患者便会产生绞痛。

若不及时治疗，就会形成肾积水，导致肾功能损害。同时，结石可能在肾盏慢慢长大，最终引起肾结石移位，堵在输尿口，引发肾绞痛。结石如果随尿排出，疼痛会缓解；如果排不出来，就会发生肾盂积水、感染，时间长了会严重损伤肾功能，发生肾萎缩，最后只能把肾脏切除。

因此，无论结石大小、所处位置、是否造成疼痛和肾盂积水，一旦发生肾结石就应立即就医治疗。小结石短期内未排出或直径在 0.8 厘米以下，肾功能良好且无明显感染者，可采用中西医结合内科治疗。但若结石直径超过 1 厘米，非手术治疗则较难排出。一般小于 2 厘米的结石可选用体外冲击波碎石，或输尿管软镜或硬镜取石术；大于 2 厘米的结石可考虑选用经皮肾镜取石术治疗。临床上，大部分结石原因不明，但如果尿路结石多发或反复出现，应排除代谢性疾病，如高尿酸血症、甲状旁腺功能亢进、皮质醇增多症等。

膀胱结石多由肾结石经过输尿管排到膀胱，少数患者是原发性膀胱结石，即结石本身在内生长，多由尿道梗阻、营养不良引起。较小的结石，无须特殊治疗，多喝水即可。较大的结石，会产生尿频、尿急、尿痛、血尿和排尿困难等症状，若不及时有效治疗，可能产生慢性膀胱功能障碍和尿路反复感染。

尿石症的成因与高脂、高蛋白饮食，以及高尿钙血症、甲状旁腺亢进和遗传等有关，但饮食结构是尿石形成的重要原因。当人体摄入过量肉类、海鲜、绿叶蔬菜时，会明显增加尿中的尿酸、草酸等成分，如果没有喝充足的水，每天产生的尿量过少，尿液中的这些物质会浓缩析出而引发尿石症。

另外，糖尿病患者若控制不好血糖，容易并发肾结石。这是因为糖尿病会影响身体的代谢功能，不仅表现为血糖升高，肾脏钙、磷和尿酸代谢也会受影响，从而增加肾结石的形成概率。糖尿病患者的常见并发症是肾功能受损，如果合并肾结石则会增加治疗难度，影响疾病预后。

不是所有的结石都要手术治疗，小于 6 毫米的结石有自行排出的可能，超声复查半年一次，观察结石大小及位置有无变化、是否造成泌尿系统梗阻或感染等问题。

需要提醒的是，泌尿系统结石无论是采用碎石治疗还是取石治疗，其复发率都很高，5 年复发率为30%—50%，10 年复发率高达 60%—80%。因此，结石的预防十分重要，可通过结石成分分析及 24 小时尿液成石危险因素分析，做出有针对性的预防方案。

预防尿石症最方便、最有效的方法是大量饮水，尤其是睡前及半夜饮水效果更好。水能稀释尿液，并防止高浓度盐类及矿物质聚集成结石。合理饮水是保证每日尿量在 2000 毫升以上。

不同类型的结石还会有各种不同的防治方法。

大约八成的结石是草酸钙类结石，每日鱼、肉、蛋、虾的总摄入量不宜超过 50 克，忌酒精、咖啡因、芦笋、菠菜、李子、草莓、巧克力、浓茶、栗子、核桃等磷酸钙类结石，忌碳酸饮料。尿酸类结石，忌食动物内脏和酒类，每日鱼、肉、蛋、虾的总摄入量不宜超过 50 克，少吃蘑菇、豆类。胱氨酸类结石，要严格限制肉、蛋、豆类食品的摄入，多吃蔬菜、水果。磷酸铵镁结石是由尿路感染引起的，即感染性结石，患者要注意个人卫生，防止尿路感染。同时，每日食盐 5 克以下，忌食味精，常吃柑橘类水果，以增加尿中枸橼酸（结石抑制因子）。

此外，多坐少动的人容易使钙质淤积在血液中，而运动能帮助钙质流向骨骼。适当的体能锻炼有助于预防尿石的形成。

2. 胆石症

胆石症包括胆囊结石和胆管结石。

食物在消化道内是引起胆汁分泌和排空的自然刺激物。食物对胆汁的刺激程度与食物种类有很大关系，蛋、肉等高蛋白食物对刺激胆汁的流出作用最大，而糖类的刺激作用最小。

人的胆囊像一个梨形的袋子，里面储存着深绿色的胆汁。当人吃完饭要消化时，胆囊就会自动把胆汁排出，帮助消化吸收；当不吃东西时，胆囊就会把胆汁浓缩储藏，形成胆汁。在进餐后 30 分钟内，胆汁会开始收缩，在 20—105 分钟内不规则地排空。但这些活动也受情绪影响。

胆汁的主要成分包括卵磷脂、胆固醇、胆汁酸盐、水和无机盐等，当各种成分比例正常时，胆汁保持在液化状态。当各种成分比例失调，超过胆汁溶解度时，多出的成分会析出成结晶。当胆汁过于浓缩，这些结晶排不出去时，就会沉淀在胆囊中，形成胆结石。胆结石分为 3 种：胆固醇结石、以胆固醇为主的混合性结石、胆色素结石。我国的胆结石患者中，患胆固醇结石的人占 70% 以上。

胆囊内的胆固醇结晶呈粟米状，多发性，一般长

2—3 毫米。大部分人的胆固醇结晶会逐渐增大，最终演变成结石。一般来说，胆固醇结晶是不会癌变的。然而，对于 3 毫米以下的胆囊内病变，有时 B 超很难明确其真正的性质，因此必须定期复查。

胆结石的产生与多种因素有关。任何影响胆固醇与胆汁酸浓度比例改变，以及造成胆汁淤积的因素都能导致结石形成。胆囊结石主要危险因素为暴饮暴食、低纤维高热量饮食、餐后另食、肥胖、糖尿病、高脂血症和缺乏运动。肝硬化、妊娠、雌激素高，以及胃切除、胃肠吻合术后亦可引起胆囊结石。需要注意的是，近年来减肥的人数日益增多，长期禁食或不吃早餐都会影响胆囊功能。

除上述提到的胆结石，还有一种是易被人们忽视的药物性胆结石，比较常见的是头孢曲松钠所引起的。由于头孢曲松钠不易被人体吸收，约 50% 经胆道和肠道排泄，其余经尿道排出，所以头孢曲松钠在胆道的浓度非常高。含有高浓度的头孢曲松钠的胆汁长时间在胆囊内积聚，和游离钙形成化合物残留于胆囊，引发可逆性胆道结石。研究认为，年龄大于 18 岁的青年，头孢曲松钠每日剂量大于 2 克、疗程超过 5 天有较高的可能性引发胆囊结石。头孢曲松钠所致结石常无明显临床症状，且用药早期不易发现，儿童发病率高于成人。除了引起胆囊结石，头孢曲松钠还会引起尿路结石，这与其钙化合物沉积有关。

药物性结石是一过性的，多出现于用药后1—9天，多在停药后1—4周自行消散，通常无须手术治疗。

引起药物性胆结石的药物除了头孢曲松，还有雌激素（如避孕药）、非甾体类抗炎药（如对乙酰氨基酚）、潘生丁（双嘧达莫）等。完全胃肠外营养患者，因缺乏食物对胃肠道的刺激，胃肠功能减退，长时间胆汁淤积，亦可发生胆囊结石。胆囊结石对胆囊壁的慢性刺激容易引发慢性胆囊炎，因此90%—95%的胆囊结石伴发胆囊炎。炎症反复发作，促使胆囊黏膜纤维萎缩，组织细胞变性，进而发生癌变。直径3厘米的胆囊结石比直径小于1厘米的引起胆囊癌的风险大10倍。胆囊结石直径大于2厘米的患者，特别是50岁以上的患者，要高度警惕胆囊癌，为防癌变可及时切除病灶，提高治愈率。

对胆囊小结石也不能大意。一些患者认为结石小，不到1厘米，就选择吃排石利胆之类的药物，或采用体外碎石的方法将结石碎成小块，排出体外。这两种方法都不提倡。口服溶石药物虽然有一定的溶石、排石作用，但服药时间长、起效慢，并会刺激胃肠道、损伤肝脏，严重时还会出现药物中毒性肝硬化。体外碎石效果差且易损伤邻近器官。

此外，小结石易落入胆总管，可导致梗阻和胆源性胰腺炎。因此，胆囊结石不论大小，只要有症状最好尽早手术治疗，尤其是病史超过5年、经常发作急性胆囊炎的患者。手术不仅可以改善生活质量，还可以避免出现并发症，如胆管结石、胆源性胰腺炎、胆囊癌等。

胆石症的治疗按病情有多种选择，病情轻微的只需注意改善生活方式，病情重一些的需要采取利胆、消炎和解除胆囊痉挛等治疗。一般溶栓治疗适合结石个数少于3个、结石直径小于5毫米的患者。口服熊去氧胆酸要等一年到一年半才能达到溶石效果。对于结石较大、反复发作的患者则建议手术治疗。

传统手术是将胆囊切除，但胆囊是人体重要器官，具有储存、浓缩、排泄胆汁，吸收脂肪和帮助消化的作用，不是可有可无的器官。如果盲目把胆囊切除，近半数患者术后会出现腹痛、腹胀和消压功能异常症状，部分重症患者甚至餐后即有腹泻，从而产生社交恐惧。

另外，胆囊切除后，十二指肠液胃反流、胃液食管反流会明显增加，结直肠癌和胆总管结石的发生率也会随之增加；同时，肠道菌群发生改变，双歧杆菌、乳酸杆菌减少，大肠杆菌、肠球菌增加，导致肠道菌群失调，引发多种疾病。

由此看来，盲目切除胆囊对健康的危害很大。为了保留有正常功能的胆囊，内镜微创保胆手术已在国内普及，成为治疗良性胆囊疾病（如胆结石、胆囊息肉）的良方，术后不影响胆汁的正常排放及消化功能。

内镜微创保胆手术一个重要的问题是如何防止结石复发。术后保持健康的生活方式，在很大程度上可以预防结石复发。建议低脂、低热量膳食，饮食规律。

（1）一日三餐定时定量。不吃早餐会增加胆结石复发的风险。胆囊的主要作用是存储和收缩由肝脏分泌出的胆汁，成人每天分泌的胆汁量约为800—1200毫升。在无进食的时候，分泌出来的胆汁经肝管进入胆囊内浓缩和储存；进食时，食物进入小肠后，刺激胆囊收缩，排出胆汁帮助消化食物。而经常不吃早餐，胆囊里的浓缩胆汁排不出去，淤积在胆囊里，导致胆囊中的胆固醇浓度过高，易引起胆固醇沉积，逐渐形成胆石症。

（2）限制高胆固醇食物，如肥肉、动物内脏、肉皮、蟹黄等高胆固醇食物，鸡蛋每天0.5—1个，肉类尽量选择瘦肉，避免油炸油煎、辛辣及过冷过热食物。

（3）每日食物选择要均衡搭配。高质量的早餐可以促进胆囊的排空和收缩，减少胆汁在胆囊停留的时间，预防结石生成。同时，要少吃添加糖。摄入过多的糖会通过脂蛋白代谢影响胆汁成分，增加胆石症的患病风险。

（4）适当增加对胆囊健康有利的食物摄入，如含纤维素丰富的食物。坚果含有丰富的亚油酸，可以抑制体内胆固醇的形成，降低胆汁中胆固醇的浓度，阻止胆结石的形成。

（5）多食鱼类。鱼类含有不饱和脂肪酸和卵磷脂，有助于清胆利湿，降低胆固醇。

（6）禁酒。饮酒会对肝脏造成损害，使肝脏在合成胆汁过程中胆汁成分发生变化，容易形成结石。

需要提醒的是，切忌快速减重，反复的体重下降和反弹、不合理的饥饿、长期的低能量膳食，均可增加胆石症的患病风险。

胆囊切除后，胆管代偿性地膨胀形成"刺激小囊"，可起到正常胆囊的作用，人体很快能适应。但摘除胆囊后的初始阶段，由于缺少胆囊对胆汁的浓缩和积聚作用，消化期肠内胆汁酸浓度会达到临界微胶粒浓度，继而引发消化不良。此时，患者必须严格遵守低脂饮食。

正常人的胆总管的直径在4—6毫米，当胆总管直径在10毫米以上时，就是胆总管扩张。引起扩张的原因往往是结石阻塞胆总管。如果胆总管扩张伴有结石的话，治疗方法就和单纯的治疗胆囊结石有很大的不同了。

胆管结石是临床胆石症的一种，根据所在部位，分为肝内胆管结石和肝外胆管结石。胆管结石最常见的症状是上腹部胀痛或绞痛，部分患者伴有发热。胆总管结石会引发胆道感染，诱发急性化脓性胆管炎、胆源性肝脓肿、胆道出血等，严重时还会出现黄疸和胆源性肝硬化。

肝内胆管结石常见的病因是胆道感染，胆道梗阻，胆汁淤积（常见的如胆道蛔虫病），低蛋白、低脂肪、高碳水化合物饮食，营养状况不良（贫血、营养不良）和解剖异常。

肝内胆管结石的预防：注意卫生，避免寄生虫感染，合理膳食，营养均衡，避免低蛋白、低脂肪、高碳水化合物饮食，定期体检，发现肝胆疾病及时处理。

3. 牙石

牙石是指牙面上已钙化或正在钙化的细菌及沉积物。据调查，我国35—44岁人群中，口腔内牙石检出率达 96.7%。牙石的形成有 3 个阶段：第一阶段，食物残渣没有得到及时清除，混合唾液后，在牙龈沟上聚集形成牙菌斑，牙菌斑长期得不到清洁，就在牙齿上"落地生根"成为牙石的基地；第二阶段，食物残渣与唾液中的钙、磷结合，逐渐形成初始的牙石；第三阶段，初始的牙石随时间推移继续沉积、矿化，越积越厚，越积越硬，并向牙龈下方邻近牙槽骨的位置发展，被牙槽骨吸收，发展为牙周病。牙石是细菌繁殖的大本营，会使病菌随口腔进入血液流动，危及全身健康。

早晚正确刷牙、饭后漱口是防治牙石最重要的措施，电动牙刷清除牙菌斑的效果比普通牙刷要好一些。每年洗一次牙可清除牙菌斑及牙石，从而保护口腔健康。

4. 胃结石

胃结石大多与过量食用含鞣酸、果胶物质的食物有关，如山楂、柿子、黑枣等，肠胃排空差或餐后饱胀者易发。另外，长期服用含钙、铋等无机化学药物或制酸药（如氢氧化铝胶、磷酸钙）等亦可形成胃结石。胃结石滞留在胃囊里，不仅占据了胃容积，影响食物的流动和消化，而且不断摩擦胃壁，很容易损伤胃黏膜，导致胃溃疡反复发作。

对较小的胃结石可以保守治疗，较大的结石则需进行碎石后取石或排出。

对空腹过量摄食山楂、柿子等食物或长期服用制酸药物的患者，如果发生胃胀、胃痛等不适症状时应及时做胃镜检查。

5. 扁桃体结石

扁桃体上有多个袋状结构的"小窝"，叫作"扁桃体小窝"，这是分泌物的排出口。当扁桃体发生炎症时，炎性分泌物堵塞在"小窝"里，时间长了逐渐钙化、变硬、变大，形成扁桃体结石。患者可能会觉得咽干、咽痛或有异物感。咽部检查时可以看到扁桃体上有白色结石附着。

扁桃体结石虽然对健康影响不大，但它可能是引起患者长期口臭的重要原因。扁桃体结石有时会随着扁桃体炎症的消退而被排出。

6. 前列腺结石

前列腺结石的形成与尿液酸化和高尿酸血症有关。由于尿酸的溶解度有限，当长期憋尿，尿液处于过饱和状态时，就会析出结晶，结晶在炎症、尿潴留、代谢紊乱、感染的作用下会形成结石，因而前列腺结石常常与前列腺炎、前列腺增生等疾病相伴。

前列腺结石发生率仅低于前列腺增生，一般无临床症状，极易被忽视。前列腺结石一旦形成，除了在手术的同时予以摘除外，暂无有效治疗方法。

前列腺结石预防的方法主要是多饮水，不要憋尿，控制高尿酸血症。

7. 唾液腺结石

唾液腺结石是在腺体或唾液导管内发生的钙化性团块，85% 发生在下颌下腺，其次是腮腺。下颌下腺结石与某些局部因素刺激有关，如异物、炎症、唾液滞留等，也与机体无机盐新陈代谢紊乱有关。下颌下腺管长约 5 厘米，行程较长且弯曲，下颌下腺分泌唾液，本身较黏稠，导致唾液在下颌下腺导管内运行较慢。导管开口较大，位置低，口腔内的牙垢和异物容易进入管内成为钙盐沉积的核心，进而产生结石。

下颌下腺结石的主要临床表现有进食时疼痛，导管口红肿并有脓性分泌物，有可触及肿块并伴有压痛，出现继发感染并反复发作。预防下颌下腺结石的形成要保持健康的生活习惯，平时多喝水，适当进食酸性食物刺激唾液分泌，从而降低唾液黏稠度。

8. 钙化

在体检报告中常常能看到"钙化"这两个字。那么，钙化究竟是什么？为什么会出现钙化灶？它是否会影响健康？

体内钙化灶是指超声发现类似结石的强回声，或在 CT 检查中表现为高密度的钙盐沉积。

其实，人体内本身就有许多生理性的钙化成分，如骨骼和牙齿等。除此之外，其他组织中的钙化灶一般认为是病理性的。

形成钙化灶的主要原因有 2 个：一是微循环性钙化，生活中人体的组织细胞会受到诸如炎症、外伤等各种刺激，受损而死亡的细胞会形成许多代谢产物和细胞碎片，它们改变了局部的微循环，促使钙盐沉积，形成局部钙化灶；二是代谢紊乱性钙化，可见于无损伤或坏死的正常组织内，多由甲状腺功能亢进、过多补维生素 D 等造成，常伴有代谢紊乱或血钙浓度增高。

钙化几乎可出现于人体任何组织和器官中，其中以甲状腺、乳腺、肝、肾、动脉等组织和器官钙化比较多见，良性或恶性疾病中均可发生钙化。甲状腺钙化可分 3 种：微钙化、粗大钙化和边缘环形钙化。微钙化通常小于 2 毫米，钙化表现为点状、针尖样、沙粒状，在甲状腺乳头状癌的患者中常见；粗大钙化表现为片状、弧状或其他不规则形，通常在良性结节性甲状腺肿中出现；边缘环形钙化表现为蛋壳样或外周呈曲线形，一般出现在良性结节中。

乳腺钙化一般可通过超声或乳腺 X 线检查发现。它既可见于乳腺纤维瘤、乳腺增生、乳腺炎等良性疾病中，也可见于乳腺癌等恶性疾病中。良性乳腺钙化的常见形态为粗大颗粒状、团块状、空泡样；恶性乳腺钙化的常见形态为细小多形性或细线状、分支状，并呈簇状、线样或段样分布。

常见的血管钙化往往是由衰老、动脉粥样硬化等引起的。此外，脑、肺、肝、脾、输尿管、膀胱、前列腺等脏器均可形成钙化。

组织脏器钙化多是良性病灶，如果影像学检查发现钙化灶有异常情况，需根据医生建议定期复查或进一步做相关检查以明确诊断，及时治疗。

十七、甲状腺病

受检者的体检单上，"甲状腺"那一栏常常有问题，如结节、肿大、钙化、弥漫性病变、肿瘤及甲状腺功能异常等。甲状腺是人体的发动机，掌握几乎所有生命活动，但甲状腺病已成为仅次于糖尿病的第二大内分泌疾病。因此，甲状腺问题，必须认真对待。

甲状腺问题与生活节奏快、精神压力大、碘摄入不当（不足或过量）、情绪波动、颈部受到辐射、环境污染等都有很大关系。我国甲状腺疾病患者超过 2 亿人，其中甲亢患病率为 1.3%，甲减患病率为 6.5%，甲状腺结节患病率为 12.8%。然而，甲状腺疾病的知晓率、就诊率非常低，整体规范治疗率不足 5%，甲状腺微小癌却存在过度诊断和过长治疗倾向。因此，提高群体对甲状腺疾病的认知度十分重要。

1. 哪些征象提示甲状腺可能出了问题

一是出现不明原因的心悸、怕热、多汗、焦虑、性情急躁、食欲亢进、消瘦、突眼、手颤等症状，此时可能患有甲亢；二是出现怕冷、浮肿、皮肤干燥、毛发稀疏、体重增加、食欲减退等症状，此时可能患有甲减；

三是发现颈部疼痛伴发热，尤其在甲状腺部位出现肿块并有明显触痛，此时可能患有甲状腺炎；四是发现脖子增粗或触之凹凸不平，此时可能患有甲状腺结节或肿瘤；五是反复出现尿路结石，此时可能是甲状旁腺激素水平增高（尿路结石复发率大于 50%）。

另外，甲状腺素过度分泌，会刺激中枢神经系统导致失眠；反之，如果经过一整夜睡眠后还是感觉疲倦，或是睡眠时间比往常多，那可能是因甲状腺素分泌不足而罹患甲减。甲状腺素分泌异常会导致排便习惯改变。如果人体甲状腺素分泌太少，粪便就会在肠道里堆积起来，经常性便秘可能是甲减的一个迹象，而过度活跃的甲状腺则会造成排便次数增多。

2. 如何看懂甲状腺功能检查单

甲状腺功能检查单包括三碘甲状腺原氨酸（T_3）、甲状腺素（T_4）、游离三碘甲状腺原氨酸（FT_3）、游离甲状腺素（FT_4）、促甲状腺激素（TSH）5 项。

当 T_3、T_4、FT_3、FT_4、TSH 降低时可能为甲亢。

当 T_3、T_4、FT_3、FT_4、TSH 升高时可能为甲减。

当 T_3、T_4、FT_3、FT_4 正常，TSH 降低时可能为亚临床甲亢。

当 T_3、T_4、FT_3、FT_4 正常，TSH 升高时可能为亚临

床甲减。

妊娠期与非妊娠期的甲状腺功能正常值不一样。妊娠期体内发生的一些生理激素水平的变化可以影响甲状腺功能。在妊娠早期，TSH 会轻微下降，到妊娠中期，TSH 会逐渐恢复正常。

超声检查甲状腺无肿大，血清 TPO-AB、TG-AB 明显升高为甲状腺萎缩。

3. 怎样读懂甲状腺形态检查单

诊断甲状腺疾病最常用的是超声检查。超声检查主要看 4 项。（1）大小。甲状腺呈蝴蝶状，分左右两叶，每叶长 2.5—4.0 厘米，宽 1.5—2.0 厘米，厚 1.0—1.5 厘米。（2）质地。超声检查呈弥漫性病变，多是甲状腺炎的表现。（3）血流。甲亢时血液增多，可看到"火海征"。如果甲状腺激素升高，但血流减少，可能是甲状腺炎。（4）结节。90% 以上的结节是良性的，除非结节过大影响美观，或压迫周围组织，或长在胸骨后，才需手术，其他情况只需定期检查，观察结节变化。

4. 亚临床甲状腺疾病

亚临床甲状腺疾病是指无临床或仅有轻微临床症状，但实验室检查指标异常的一种隐匿性甲状腺疾病，主要有亚临床甲减和亚临床甲亢 2 种，其患病率甚至比临床甲状腺疾病还要高。由于亚临床甲状腺疾病起病隐匿，因此极易被忽视，但亚临床甲状腺疾病会悄悄地影响人们的健康。

当血清中 TSH ≥ 10mU/L，但 FT_4 和 FT_3 正常，可能为亚临床甲减。我国亚临床甲减患病率为 5.6%，即约每 20 个人中就有 1 个亚临床甲减患者，其中女性的患病率更高。

亚临床甲减与桥本甲状腺炎、肥胖等相关。此类患者多无临床症状，少数表现为轻微怕冷、嗜睡、皮肤干燥、全身无力等症状。

亚临床甲减不仅会增加缺血性心脏病、骨关节病等的患病风险，更重要的是，孕妇患亚临床甲减会使流产发生率升高、妊娠期并发症显著增加，并造成胎儿脑发育障碍，导致后代智商下降 6—8 分。

亚临床甲亢是一种常见的轻微甲状腺功能紊乱疾病，表现为 TSH 低于正常参考值（亚临床甲亢分为 2 级：一级，TSH 在 0.1—0.39mU/L；二级，TSH < 0.1mU/L），而 FT_4 和 FT_3 水平在正常值内。亚临床甲亢是甲亢的早期阶段，没有明显的临床症状。年轻患者可能会有轻微症状，如发热、心悸、乏力、焦虑等；老年患者可能以心血管系统症状为唯一表现，如心悸等；部分患者

可能有甲状腺肿大或结节。

亚临床甲亢患者易患心血管病，如心动过速、早搏、心房纤颤等，易增加颈动脉中膜厚度及斑块，易卒中和骨折。65岁以上的亚临床甲亢患者，进展为临床甲亢及罹患冠心病、心房纤颤的风险明显增加。

亚临床甲亢按发病原因可分为外源性及内源性2类。外源性亚临床甲亢主要是由超出生理剂量的甲状腺激素、胺碘酮、干扰素等药物因素引起的。多结节性甲状腺肿患者也会因服用碘剂而引起亚临床甲亢，T4替代治疗是常见原因。内源性甲亢主要是由Graves病、多结节性甲状腺肿、自主功能性甲状腺腺瘤等甲状腺疾病所引起的。通常的规律是，甲状腺增大或自主性结节变大、变多时，亚临床甲亢的发生就会随之增加。

5. 甲状腺炎

甲状腺炎主要分为桥本甲状腺炎和亚急性甲状腺炎。

桥本甲状腺炎，是一种进展极其缓慢的良性病变。此病以中青年女性多见，与自身免疫功能紊乱有关，是遗传和环境因素共同作用的结果，环境因素包括碘摄入过多、长期精神压力大、焦虑紧张情绪、病毒感染、射线辐射等。桥本甲状腺炎的特点是起病隐匿，甲状腺肿大、质地坚硬且无疼痛。自身抗体（TPOAb、

TGAb）强阳性是诊断桥本甲状腺炎的重要依据。

甲状腺功能表现分为 4 期：甲状腺功能正常期、甲亢期、甲亢甲减并存期和甲减期。一般在甲状腺功能正常情况下，可每半年复查血象及超声，不需药物治疗，但应减少碘摄入。当出现甲亢或甲减症状时则需对症下药。

亚急性甲状腺炎以中青年女性多见，常于流感或感冒后 1—2 周发病，本病与病毒感染引发的免疫反应性炎症有关。亚急性甲状腺炎起病较急，主要表现为发热、颈部疼痛，疼痛可放射到咽部、下颌及耳部，吞咽和转头时疼痛加重。亚急性甲状腺炎是一种自限性疾病，症状较轻、能耐受的患者可以不做治疗，静养观察即可，一般在发病 1 个月之后机体可恢复正常。症状较重者、功能异常者若对症治疗，预后都比较好。

6. 提高甲状腺癌的认知度

近年，我国甲状腺癌发病率显著升高，常见的类型是乳头状甲状腺癌（Papillary Thyroid Carcinoma, PTC），这是与自身免疫、电离辐射、碘摄入量、雌激素（我国不少保健品中含有雌激素成分）、环境内分泌干扰物（如多氯联苯、双酚 A、多溴联苯醚等）、负性心理等因素有关的疾病。其中电离辐射是公认的危险因素，特别是对青少年。如 2011 年日本福岛核电站核泄漏事故以后，当地儿童和青少年的甲状腺癌发病率为日本平均水平的 30 倍左右。牙医、医用诊断 X 线工作人员及放射科技术人员的患病率也比一般人高。

甲状腺癌增长迅速的主要原因之一是影像学手段的进步和普遍应用。技术的进步与应用使得原本可能与患者相安无事的无害性甲状腺微小乳头状癌（Papillary Thyroid Microcarcinoma, PTMC）被检出（检出率 3.5%），而临床上尸检的发病率为 1/10000，这一数据与尸检和筛查得到的患病率相差甚远，这表明可能存在大量临床无害性乳头状甲状腺癌。其实，这种恶性肿瘤多表现为良性过程，术后生存率高（5 年生存率 95% 以上），肿瘤复发率低。日本学者曾对 2070 例 PTMC 患者术后随访 35 年，结果显示仅有 3.5% 的患者复发，提示手术治疗进一步改善预后的空间不大。而目前超声和细胞学检查水平都欠精确，可能出现甲状腺癌的过度诊断和过度治疗问题，因此直径小于 1 厘米的甲状腺乳头状癌的手术应慎重。

甲状腺癌手术还有一定的并发症，主要损伤表现为声音嘶哑或失声。而接受手术的患者在术后必须终身用甲状腺素进行 TSH 抑制治疗，通过抑制 TSH 水平降低其对细胞的促生长作用，达到缩小甲状腺结节并预防甲状腺癌复发的目的。但 TSH 抑制治疗存在明显的心血管副作用和骨质疏松风险，尤其对于老年患者，TSH 完全抑制是心房纤颤独立诱发因素，因此不能对所有甲状腺癌患者一律进行完全抑制治疗（将 TSH 控制于 < 0.1mU/L 水平），对于低危且仅行甲状腺叶切除者以维持中下水平（0.5—2mU/L）为宜。

7. 甲状腺疾病最爱骚扰女性

甲状腺疾病患者中女性占 80.46%，高达男性的 3 倍。甲状腺承担合成和分泌甲状腺素的功能，包括雌激素和孕激素在内的女性激素，这些激素的水平越高，越易导致甲状腺疾病的发生。

在妊娠期，人体最显著的变化是雌激素分泌增加。这种变化从妊娠 6—10 周开始，持续妊娠全过程。

调查显示，每 6 个女性中就会有 1 个患上甲减或亚临床甲减，怀孕和分娩后的女性更为常见。因此，35 岁以上的女性应关注自己的甲状腺，如果平时有亚健康症状，应及时检测甲状腺功能，使甲状腺疾病能够得到及早发现和科学治疗。

甲状腺很"娇气"，只要甲状腺激素分泌过高或过低，就有可能引起甲状腺功能异常。我国 40 岁以上的女性中，有 10%—20% 的人患甲状腺病，但只有一半人知道自己得病，治疗率不到 2%。

胎儿的大脑发育需要甲状腺素。妊娠早期（妊娠的前 12 周）是胎儿脑发育的第一个关键时期，此时胎儿自身的甲状腺功能尚未建立，脑发育所需的甲状腺素完全依赖母体供应。如果此时孕妇患有甲减，即母体甲状腺激素持续低下水平，就不能为胎儿提供充足的甲状腺激素进而影响胎儿脑发育（呆小症），甚至造成不可逆的损害。妊娠 20 周前，如果孕妇的甲状腺激素不足，不仅会对胎儿造成不利影响，还可能造成流产、早产、围产期胎儿死亡等，尤其是 30 岁以上的肥胖妇女，有流产、早产史的妇女和居住在缺碘地区的妇女。

甲减的临床症状有：乏力、困惑，体力和精力不足；思维迟钝，记忆力下降，注意力难以集中，反应和行动变慢；皮肤干燥，指甲灰白、变脆、易折断；肌肉痛、小腿浮肿、手足麻木；体重增加；怕冷；情绪低落；便秘；心跳变慢；胆固醇水平高。

其实，大部分甲减是桥本甲状腺炎的一个临床阶段。我国桥本甲状腺炎的患者人数诊断近亿。诊断桥本甲状腺炎只需检查甲状腺球蛋白抗体和甲状腺过氧化物酶抗体并结合超声检查。

妊娠母体甲状腺激素合成或分泌过多（甲亢）可引发母体胎盘早剥、先兆子痫、流产、早产、死产及胎儿先天畸形，同时使妊娠母体心力衰竭与甲状腺危象风险增加。

人到更年期，甲状腺在组织形态和功能上都有一定改变，因此会出现甲状腺功能异常。随着年龄的增加，甲状腺可能出现萎缩或纤维化，合成甲状腺素减少。人的年龄每增加10岁，基础代谢率会下降3%，进入更年期后下降速度会更快，因此更年期出现甲减的女性并不少见。

值得注意的是，处于更年期的女性因为雌激素水平变化，可能出现怕热、心慌、出汗、性情急躁等症状，这些的症状与甲亢的症状十分相似；而出现疲乏无力、怕冷、月经紊乱、焦虑等症状又与甲减的症状非常相似。因此，更年期的女性如果出现甲亢或甲减类似症状应及时检查甲状腺功能，以便区别对待，有效治疗。

8. 甲状腺疾病与碘

缺碘可使甲状腺肿大，但许多甲状腺疾病并非由缺碘引起的，如甲状腺结节、甲亢、甲减、桥本甲状腺炎及甲状腺肿瘤。因此，这些甲状腺肿大无须补碘；相反，这些患者（如甲亢患者）需要限制碘的摄入。

由于碘营养水平安全范围较窄，碘过量或不足对甲状腺都会有影响。

了解体内碘营养水平，可通过检查尿碘来判断。据全国24省市调查，多数学龄儿童和成人尿碘均在合适水平，这表明多数地区缺碘情况得到了改善。现今，我国甲状腺疾病高发，提示可能与碘摄入过多有关。抽查显示，我国成人缺碘者不到二成，碘充足者约四成，碘超足量及过量者超四成。

现在由于物流业的发展，许多海产品已经大量进入人们的饮食中。对大多工薪族而言，每天早晨在外吃早餐，吃的是碘盐，中午在食堂吃饭，吃的还是碘盐。那么，除此之外，若自己做饭，提倡用无碘盐。对于平时习惯居家饮食的人，如果经常食用海鲜、海带、紫菜等含碘丰富的食材，则可吃低碘盐，以防碘过量而引发甲状腺疾病。

9. 甲状腺疾病患者的饮食注意事项

（1）甲亢。甲亢患者由于甲状腺激素合成和释放增加，机体处于高代谢状态，虽食量大却日渐消瘦，而甲亢的药物治疗周期一般要2年左右。在此期间，患者应适当增加饮食中的能量摄入，保持碳水化合物、蛋白质、脂肪的供给平衡，并注意维生素和微量元素的摄入，以维持机体正常代谢。同时，在治疗期间应少吃含碘丰富的海产品，急性期还要限制碘盐的摄入，直到进入维持治疗阶段后，再回归正常饮食，开始以吃无碘盐为宜，之后逐步过渡到摄入当地的低碘盐。当然，最好通过检测尿碘来评估碘的摄入量。

（2）甲减。甲减患者由于机体处于低代谢状态，可适当控制能量的摄入，但优质蛋白质必须充足。甲减患者可以正常摄入海产品和当地的碘盐。甲减患者只要长期服用甲状腺素类药物进行替代治疗，就能维持正常人的代谢功能和健康状态。

（3）甲状腺结节。绝大多数的甲状腺结节为良性病灶，患者可以正常摄取碘盐及海产品，不建议寻求保健品帮助，因为保健品可能打破免疫系统的平衡。有甲状腺结节的人只要健康饮食、生活规律，适当进行体育运动，保持心理平衡，就是对甲状腺最好的保护。

十八、如何应对无症状性颈动脉狭窄

症状性颈动脉狭窄是指供血区的短暂性脑缺血发作或脑梗死；而无症状性颈动脉狭窄（Asymptomatic Carotid Stenosis，ACS）是指存在颈动脉重度狭窄，但近6个月内无脑动脉供血区的短暂性脑缺血发作或脑梗死。

颈动脉因其独特的解剖学结构和较快的局部血流速度，非常容易形成内膜损伤，使得血中脂质成分侵入内膜下，形成粥样斑块。颈动脉粥样斑块是导致缺血性中风的高危因素，它既可引起血管壁狭窄，又可由斑块破裂、栓子脱落导致远端颅内血管栓塞。

颈动脉粥样硬化是指颈动脉中膜增厚（IMT）≥1毫米或出现斑块。其中大部分颈动脉粥样硬化伴发管腔狭窄是无症状的。我国颈动脉粥样硬化患病率达36.2%，其中70岁人群占60.6%。农村地区（41.6%）的患病率高于城市地区（30.8%）。

ACS患者是潜在的卒中高危人群，在60岁以上人群中尤为常见。对ACS患者进行合理检查和干预，是防治缺血性卒中的重要手段。超声检查颈动脉狭窄无创、准确。高分辨率MRI可识别斑块钙化、斑块性质

（稳定斑块、易损斑块、斑块内出血等）情况。PET-CT通过斑块内巨噬细胞定量信息，有助于提升对不稳定斑块的早期诊治。

法国名医卡萨尼斯有一句名言："人与动脉同寿。"意思是说，人的动脉在不断硬化或阻塞，一旦威胁到人体重要器官，人也就到了生命的尽头。日常饮食与动脉硬化或阻塞息息相关，一方面影响着血液的性状，另一方面影响着血管的健康。一般对于颈动脉狭窄程度 < 50% 的 ACS 患者，主要通过调整膳食结构、合理营养来进行治疗。调整膳食结构，可以控制好血脂、血糖、血压与体重，降低同型半胱氨酸的浓度，保证叶酸及维生素 B_{12} 的摄入。合理饮食可以遏制动脉硬化的进展。

颈动脉狭窄程度在 50%—69% 的 ACS 患者，需每半年至一年复查一次；颈动脉狭窄程度 ≥ 70% 的 ACS 患者，需每 3—6 个月复查一次，同时需积极治疗，在专科医生指导下服用他汀类药物，使 LDL-C 控制在 1.8mmol/L 以下，还可以服用抗血小板药物以稳定斑块。

此外，颈动脉狭窄程度 ≥ 70% 的 ACS 患者在预期寿命 ≥ 5 年的情况下，可以考虑行颈动脉内膜切除术（Carotid Endarterectomy，CEA）或颈动脉支架置入术（Carotid Artery Stenting，CAS）。

随着他汀类药物的广泛应用，更好的抗血小板药物的使用，更优质的降压、降糖管理策略的出现，药物治疗与手术治疗的差异已越来越小。通过对 5000 多例 ACS 患者的研究发现，手术和药物治疗组 5 年内卒中发生率分别为 5.6% 和 7.8%。手术风险较大的 ACS 重度患者可以优先考虑药物治疗，再选择手术治疗。

十九、如何识别高危斑块

许多人用影像学检查动脉斑块的软硬来衡量血栓的风险程度，认为："软斑"容易破裂形成血栓，风险高；"硬斑"稳定，风险低。其实这种看法是不全面的。

影像学检查斑块的软硬并非判断其风险的唯一标准，还要看斑块的结构特征、患者心脑血管危险因素和其自身存在的诱发因素。

观察斑块的结构特征主要看3方面。

一看斑块的形态。表面光滑、外形规则的斑块一般不易破裂；表面粗糙、形态不规则的斑块，即使结构较硬，也容易在血流冲击（如血压飙升）下破裂或脱落。

二看斑块的构成。斑块内新生血管的形成是破裂的主要原因。钙化斑块较硬，常理来说应该较为稳定，但如果斑块形态不规则，也容易破裂。一旦斑块破裂，就会引发血小板聚集，形成血栓，从而导致小血管堵塞。颈动脉斑块引发腔隙性脑梗死就属于这种情况。

三看斑块所处的位置。斑块及其破裂常发生于动脉分叉、弯曲和狭窄等血流动力学变化剧烈的区域。如果斑块处在这些部位，其受到的血液冲击力存在变化，这会影响斑块的稳定性，也容易造成斑块破裂与血栓的发生。

临床上如何衡量斑块的风险程度？

首先看自身是否存在诱发因素。吸烟、酗酒、饱餐、熬夜、压力大、情绪波动和心脑血管疾病患者治疗依从性差（如随意停服降压药或他汀类药物）等往往是诱发斑块破裂的始动因子。这就像斑块是埋在血管里的"地雷"，诱发因素是"地雷"爆炸的引子。还可以说，斑块是上膛的"子弹"，静静地等着诱发因子来扣动扳机，子弹出膛。

其次看"地雷"是否引爆。以颈动脉斑块引发血栓为例，其主要表现为头晕、头疼、耳鸣、视物模糊、记忆力减退、嗜睡或失眠、多梦等。少数患者有视力下降、复视甚至突发性失明等。

出现4种脑部缺血症状是"地雷"已经引爆的表现。一是短暂性脑缺血发作，即局灶性缺血所致的局部神经症状或功能丧失，通常可在24小时内完全消退，常见症状有短暂性偏瘫，一过性眩晕、站立或步态不稳、黑矇、失语等。二是可逆性神经功能障碍，症状似卒中，会持续1天以上，但可在1周内完全恢复。三是进展性卒中，神经功能障碍逐渐发展，呈阶梯样加重，需 6 小时以上病情发展达高峰。四是完全性卒中，突然出现中度以上的局部性神经功能障碍，病情发展在 6 小时内达到高峰，以后神经功能障碍长期存在，很少恢复。但有些患者无任何神经功能障碍表现，仅在接受影像学检查时发现有腔隙性脑梗死。

最后看对易损斑块的干预。有斑块的患者建议定期进行血脂检查，知晓自己 LDL-C 的数值，并建议使用他汀类药物，以使 LDL-C 控制在 2.6mmol/L 以下，合并多种危险因素（如糖尿病、冠心病、脑卒中等）的极高危险患者建议控制在 1.8mmol/L 以下。在显著降低 LDL-C 的同时，尽可能使动脉内粥样斑块显著缩小、斑块纤维帽厚度增加，进而稳定和逆转斑块。

有的人看到血脂似乎恢复正常，就自行停用他汀类药物，这是错误的。

他汀类药物治疗依从性对高危斑块的影响值得注意。一项纳入 34 万例患者、随访 3 年的研究显示，与他汀类药物治疗依从性高（服药时间占比 ≥ 90%）的患者相比，服药时间占比不足 50%、50%—69%、70%—89% 的患者，其死亡风险分别会增加 30%、61% 和 89%。在接受高强度他汀类药物治疗中，依从性与死亡风险之间的关系最为密切。此研究提示，服用他汀类药物治疗动脉斑块的患者，如果随意减停药物，心脑血管发生血栓的概率会明显增加。因此，他汀类药物不能随便停用。

斑块并不是硬的好，软的不好，稳定性是判断斑块危险等级的重要指标，诱因是斑块破裂的重要因素，他汀类药物是稳定斑块的有效药物。如果药物治疗一段时间，症状仍反复发作（如突然黑矇、单侧肢体无力麻木、口齿不清等），或虽无症状但颈动脉狭窄程度≥ 70%，患者可考虑选择颈动脉内膜切除手术。目前，这种手术已被国内外视为治疗颈动脉狭窄的"金标准"。

二十、适度紧张有益健康

紧张是指精神处于高度兴奋状态，在一生中会频频出现。尤其在当前竞争激烈的社会，生活和工作不可能完全摆脱紧张，诸如学业、事业的成功或挫折等，都会使你的精神处于高度紧张状态。但紧张是一把双刃剑：持续的过度紧张可能会使你焦虑、恐惧、情绪不稳定，抑制正常的思维能力，导致学习、工作效率低下，严重时甚至会发生精神"崩溃"；而适度紧张则有益健康。

机体在适度紧张时会分泌"健康激素"（如肾上腺素、肾上腺素皮质激素等）来提升人的应激能力。一位著名的心理学家曾对数百名大公司的经理做了调查，结果表明：处于适度紧张状态下的经理，其生病和生重病的概率比工作轻松的同事要低得多。还有调查显示，工作的人的健康状况比不工作的人好，外出工作的妇女的发病率比家庭妇女低。

适度紧张是人们提高工作效率的一种动力。生活中有轻微的压力感和兴奋感，有利于思维敏捷、注意力高度集中、提高工作效率。反之，"人闲百病生"，一个人在百般无聊的时候，会感到烦闷和孤独，觉得度日如年，容易患上焦虑、抑郁等心理疾病。这是因为人一旦没有了压力、紧张，就缺乏进取精神，久而久之全身各系统功能减退，衰老提早，疾病也会乘虚而入。

适度紧张是健康的"维生素"，多不得也缺不得，最为重要的是安排好自己的作息时间。

一日之计在于晨。早晨的时光是为一天的生活打基础的最佳时光，因此格外重要。顺应生物钟作息，保证午夜深睡眠时间。同样是8小时睡眠时间，晚上11点入睡和晚上1点入睡，身体的感觉完全不一样。

想要改变自己的生活，掌握自己的命运，不如从每天早起开始。但熬夜到凌晨3点，早晨又6点起床，这种行为显然失去了早起的意义。常言道："能够控制早晨的人，方可控制人生。"9点起床和6点起床，虽然1天只相差3小时，但1年相差的就是1095小时，3年、5年……生物钟紊乱的程度就这样拉开了。

生物钟的调整应循序渐进。如果让一个长期9点起床的人突然6点起床，失败的概率会很高。不如把时间先设定提早10—20分钟，逐渐适应后再往前提早10—20分钟，循序渐进，直到达到早起的目标。过犹不及，即使是有益的东西，太多了也会造成不良的影响。

一名学者用 5 年时间研究了 177 名白手起家的成功人士的日常习惯，结果发现 99% 的成功人士都有早起的习惯。坚持早起的人，一般都不会有熬夜的习惯。早睡早起，不仅少了熬夜对身体的伤害，使新陈代谢更平衡，还会使人的精神状态更振作，提升自身魅力。

适度紧张，还要避免信息量过大。人饿了只带来一种烦恼，吃太多则会带来太多烦恼。人在接受某种刺激过多的时候，出于自我保护的本能，会自然而然地表现出逃避倾向。这种由刺激过多过强和作用时间过久引起的烦恼和反抗心理，被称为"超限效应"。因此，在生活中要控制信息的数量，尽量在一段时间内专注于一件事，避免信息过载导致大脑罢工。

汉语里的"忙"字很有意思，左边是心，右边是亡，即太忙了心就死了。浮躁的原因绝大多数是对速度的追求与焦虑。在快节奏的现代生活方式下，应以宁静和慢生活对抗浮躁。

二十一、关注早发血管老化

如果把心脏看作生命的发动机，血管就是把养料送到全身的主要管道，是人体循环系统的重要组成部分。它一旦出现问题，势必影响重要脏器的血供，导致其重要功能出现异常。

儿童的动脉也会未老先衰。儿童期动脉硬化并不少见，主要发生于超重、肥胖、高血压、血脂异常、糖尿病及"三高"家族史的儿童中，多在体检时被发现。许多中老年人的心脑血管疾病可能在儿童时期就埋下了种子。与成人的动脉硬化不同，儿童的身体素质比较好，即使出现问题，只要能尽早发现并及时应对，多可逆转，使血管恢复正常。但马里兰大学医学院研究发现，年轻时 LDL-C 升高，即使后来控制好，降低了，患心血管疾病的风险依然存在，这表明在生命早期对动脉造成的损害可能是不可逆的，而且似乎会持续累积。

临床上，有些 30 多岁的年轻人出现胸痛或头晕等症状到医院就诊，影像学检查发现，主动脉僵硬、扩张和钙化，冠状动脉狭窄程度在 50% 以上，脑内多发性缺血灶等。近几年，青年人心肌梗死、脑卒中和心源性猝死日趋增加，本来是中老年人多发的血管性疾病，如今移行到年轻人群中。早发血管衰老，是现今慢性病飙升的祸根，必须引起高度重视。

一个人的动脉有多老，他就有多老。防病先防血管病：血管健康，全身健康；血管一老，全身都老；血管有病，全身脏器都会有病，而心、脑、肾等脏器首当其冲。防止"早发血管衰老"才能遏制慢性病。

我们要树立"血管树"的概念，即人的血管是一个整体，动脉在人体中形似一棵树，动脉血通过树的分枝为树叶（各个脏器）供应营养，一旦血液受阻，就会导致器官营养供应不足，引发各种各样的血管事件。也就是说，几乎所有的慢性病都与血管健康有关，因此要进行终身血管健康管理，定期监测血管健康状况，防止血管不良事件的发生。

血管事件是怎样发生的？人体每6.5平方厘米的皮肤上就分布着长约6.1厘米的血管，好的血管富有活力，血管口径大、管壁光滑、柔软、弹性好，输送血液的功能也很强，而不注重保养的血管就像用了很久的自来水管，管道内壁生锈、结垢导致管道受阻而无法供水。血液中的"水垢"就是胆固醇、甘油三酯等，它们在血管壁上越积越多，形成如同黄色小米粥样的斑块，久而久之，血管壁弹性下降，血液流动受阻，最终发生血管事件。

很多人认为血管事件只是脑卒中和心肌梗死，其实，血管老化是一种全身性疾病，凡是有血管的地方，几乎都会发生血管事件。血管老化对身体的影响，除了常见的对心脏和大脑的影响外，还有眼中风和肠中风等血管事件。

眼中风，是指视网膜中央动脉、静脉阻塞，虽然比较少见，但后果极为严重，会在很短时间内突然导致全盲。眼中风的典型症状为突发性、无痛性单侧视力急剧下降或丧失。有的患者眼睛本来好好的，但一觉醒来看不见东西了。中老年人，尤其是高血压、高血脂、糖尿病等患者应定期检查眼底，如果出现眼前黑雾或波纹、视物模糊，就要提高警惕，及时就诊。

肠中风，即急性缺血性肠病。肠系膜动脉是供应肠道血液的命脉，如果硬化严重或斑块脱落，被血栓堵塞，就会使相应的肠道因缺血而发生溃烂、坏死、出血。其典型的症状是急性剧烈腹痛和排鲜红色粪便。这种症状有时能缓解，但会反复发作。

血管衰老是可防可控的。首先要筛查早发血管衰老的高危人群，一般来说以下 3 类人群应注意。

一是直系亲属中有 50 岁以前心梗，心源性猝死，脑、眼或肠等卒中史者。

二是高血压（尤其是收缩压升高伴脉压增宽）、高血脂、高血糖、肥胖、代谢综合征、慢性肾病患者。

三是亚临床甲减患者。亚临床甲减即甲状腺功能指标中 TSH 单项升高，无明显的临床症状。调查显示，近年我国亚临床甲减患病率持续升高，健康体检中也发现不少受检者 TSH 单项升高。TSH 升高可导致血清坏胆固醇水平升高，因而它是动脉硬化、颈动脉增厚等心血管疾病的独立危险因素，但常被人们忽视。

其次是及时做相关检查，发现问题，如检查结果发现微量蛋白尿、颈动脉中膜增厚或有斑块、脑多发性小缺血病灶等，应引起重视。血管内皮功能失调是血管疾病最早的表现，明显早于斑块和临床症状的出现，因此测定血管内皮功能可以预测血管早期老化。

血管检查最简单、方便的是颈动脉超声。颈动脉在皮下表浅部位，超声探查一目了然。颈动脉是观察全身动脉的窗口，颈动脉可发生硬化、增厚、斑块，全身动脉都可能有此类情况。

超声发现颈动脉斑块不必紧张，也不要担心斑块会掉下来堵塞脑血管引发中风。动脉硬化斑块原本是动脉硬化过程中的一种自然现象。一个人颈动脉硬化斑块大约从青春期就开始隐隐发生，40岁后变得明显，而到60岁以后颈动脉没有硬化斑块的人就屈指可数了。

但当颈动脉出现粥样斑块时就要注意了。动脉粥样硬化是指动脉壁上沉积了一层像蜡样的脂类，使动脉弹性降低、管腔变窄。当这些像蜡样的沉积物一块块形成时，就被称作"动脉粥样斑块"。这些斑块早期是平齐血管内膜的，通常顺着血管内膜分布，随着继续进展，斑块会慢慢在管壁上向内突入，导致动脉内径不同程度的狭窄。如果有血压飙升、情绪激动等诱发因素，动脉斑块就有可能在某个部分破裂，如同火山喷发一样，诱发一系列变化，形成血栓，甚至整个血管被血栓堵塞从而造成血管事件。

早发血管老化，无非两个因素。第一个因素是遗传，即与基因有关。许多人认为，基因是天生的，是不可改变的。这并没有错，基因的演化需要亿万年时间，我们等不了这么久，但基因的表达是可以改变的，基因表达可以提早或推迟，在一定时期内也可以表达或不表达，这与社会、环境、个体健康素养和生活习惯等许多因素相关。目前慢性病流行居高不下，就是因为缓慢演化的基因与目前社会的长足进步和环境的急剧变化不相适应，即所谓"失配性疾病"。这是早发血管老化的第二个因素，也是最为重要的因素。

早发血管硬化，也是一种失配性疾病。人类的祖先吃的是杂食、野果、蔬菜，且少吃多动，而现代人吃的是高脂、高盐、高能量的精加工食品，加上日常生活多吃少动，早发血管老化便找上门来。当然，我们不提倡回归原始社会的那种生活方式，但把"失配"调整为"适配"，是防控血管疾病的必由之路。

高血压是促使动脉粥样硬化发生、发展的重要因素。在血管壁上有一层维持血管张力的细胞——平滑肌细胞。高血压冲击血管内膜会使这层"弹力细胞"变成失去收缩功能的"成纤维细胞"，这种细胞会分泌一种较硬的物质（胶原纤维）到血管壁中，从而增加血管的厚度和硬度。慢慢地，血管就失去了弹性，管腔也随之变窄了，而管腔内膜受损后容易使脂质及胆固醇沉积，加重动脉斑的形成。

另外，吸烟、高血糖、肥胖等因素也会破坏血管的保护层——"内皮细胞"，其中吸烟和高血糖的影响最大。

血管老化的主要标志是血管弹性变差。血管弹性起着两方面的作用：一是保证血管有一定的压力，促使血液在全身运输并灌入器官；二是防止血管内压力过大，避免血压过度升高。因此，保持血管弹性的完整，可以使血压维持在一个安全的范围内。

血管老化的表现主要体现在 2 个方面。一是活动能力下降，比如以前走 3000 米才会觉得累，现在才走 1000 米就累得不行。这是因为动脉老化会使血管变窄，造成内脏或肢体缺血，降低了身体的活动能力。二是记忆力减退，血管狭窄或堵塞，造成脑血流减少，形成慢性脑缺血，致使记忆力下降。

虽然目前尚无特效的方法逆转血管结构的改变，但仍有一些手段可以延缓血管老化的进程，如戒烟、限盐、限酒，吃含鱼油多的食品和富含叶酸的食物（红苋菜、菠菜、龙须菜、芦笋、豆类、苹果、柑橘等）。低盐饮食通过降低血容量和血压，改善血管壁的张力，延缓血管老化；鱼油中的 $\omega-3$ 脂肪酸有保护血管内皮细胞、减少脂质沉着的作用；膳食中缺乏叶酸及维生素 B_6 及 B_{12} 会使血中半胱氨酸水平升高，易损伤血管内皮细胞，促使动脉粥样斑块形成。此外，还要坚持适当运动，保持心情愉悦。有氧锻炼可通过增加一氧化氮的生物利用度改善血管内皮功能，同时减少血管收缩因子的释放，使交感神经张力下降，有助于血管舒张、血压下降。

需要注意的是：斑块没有突出于血管壁，为早期动脉粥样硬化病变；斑块突出于血管壁，尤其是有管腔狭窄时，就要进一步进行评估和治疗；而当斑块生长导致血管腔狭窄程度超过70%或斑块不稳定时，就要积极进行治疗。动脉粥样硬化患者需在医生指导下服用调脂药、抗血小板等药物。

二十二、幽门螺杆菌不只在胃里

据调查，目前我国半数以上的人感染了幽门螺杆菌（Helicobacter pylori, Hp）。一直以来，人们以为 Hp 只是胃病的致病因子和胃癌的元凶。其实不然，人体其他组织和器官都可能感染 Hp，只不过因为它的根据地在胃里，所以不易引起人们的注意，甚至没有引起医者的重视。

Hp 为什么有这么大的本事？Hp 入侵人体的突破口在胃。胃液对许多细菌有强大的杀伤力，但对 Hp 奈何不得。Hp 埋藏在胃壁表面的黏膜下方，能够分泌一种物质中和周围环境的强酸，这是其"过人之处"。Hp 虽小，但其运动器官很有优势：每个细菌体部一端长有 2—6 条鞭毛，比其身体还要长 1.5 倍，鞭毛末端有一个球形膨部，像高效电池一样，保证鞭毛的供能。前进时，长长的鞭毛是高功率的推进器；后退时，鞭毛则立即成了有效的刹车，即便在黏糊糊的胃液中它们依然可以行动自如，而大肠杆菌就动弹不得。

从微生物学的特性来看就知道，致病菌从入侵点出发，不断扩大地盘，历来是各种致病菌的秘密。如结核杆菌常以肺部为根据地，远征肠道、肝脏、骨、大小关节，甚至脑和脊髓。Hp可以产生多种毒素因子，如黏附因子、空泡细胞毒素、尿素酶、磷脂酶、溶血素、脂多糖，以及有毒的氨气等，借助流动的血液、淋巴液，像水雷一样打击远程目标。

1. Hp 感染与肝脏疾病相关

（1）肝硬化。Hp是引起肝硬化的常见原因，Hp可以从胃黏膜进入静脉系统到达肝脏，在那里产生尿素酶与各种毒素，引起肝脏枯否细胞增生，进而发生肝脏纤维化。在慢性病毒性肝炎和肝硬化患者的黏膜和肝组织中，不但有Hp抗原与遗传物质，血清中Hp抗体阳性率更高达70%，远远超过健康人的水平。有报告指出，对肝脏纤维化患者进行抗Hp治疗后，患者的肝细胞得以修复，肝炎症状和肝功能明显改善。故有些肝纤维化伴Hp阳性患者，尤其是不明原因的肝纤维化患者要考虑可能与Hp感染有关，可根据患者具体情况同时进行抗Hp治疗。

（2）自身免疫性肝病。Hp感染患者会在肝脏留下大量遗传物质，这些遗传物质改变了肝脏正常的免疫反应过程，从而诱发自身免疫性肝病。

（3）脂肪肝。人感染了Hp后，血中的低密度脂蛋白和甘油三酯会升高，高密度脂蛋白会下降。脂质代谢的这种变化是促使非酒精性脂肪肝演变为肝硬化的重要因素。调查显示，Hp 感染患者发生非酒精性脂肪肝的危险性比未感染者高 4.68 倍。

（4）酒精性肝病。人体摄入过量酒精以后，由肝酶（乙醇脱氢酶）进行解毒。而胃黏膜上的胃酶能分担 10% 的解毒功能，是减轻肝酶负担的好帮手。Hp 可以让胃酶失效，没有了帮手的肝酶自然不堪重负，解毒能力减弱，酒精毒性加重，从而诱发酒精性肝病。

（5）肝性脑病。在各类肝病加重期，患者由于血氨增高，可出现各种神经精神症状，如谵妄、震颤、智力障碍等，这些统称为"肝性脑病"。Hp 表面及菌体内部含有高浓度的尿素酶，能分解尿素产生氨。氨能干扰大脑的能量代谢，对大脑有很强的毒性。因此，Hp 可诱发和加重肝性脑病。

2. Hp 是胆石症的发病因素

Hp 可以从十二指肠经过奥狄括约肌，也可以直接从肝门静脉与淋巴管进入肝脏，通过分泌作用到达胆汁内。科学家在分析胆结石细菌残留遗传物质时发现，胆石症核心中的菌体约有 50% 属于幽门螺杆菌菌体，这表明 Hp 可能是胆石症的发病因素。

3. Hp 诱发动脉粥样硬化

Hp 是引起人类慢性感染率最高的微生物之一，而炎症是动脉硬化和心血管疾病重要的致病因素。已有研究已经证实，Hp 可引起一个持续的、低度的全身炎症状态及免疫反应，诱发和释放大量炎症介质，致血管内皮功能障碍、血管弹性降低、脂质代谢紊乱、血小板黏附和聚集，从而导致动脉粥样硬化，冠状动脉和脑动脉血栓形成。同时，Hp 还可以通过增加血中同型半胱氨酸（动脉粥样硬化、高血压、冠心病的独立致病因素）的水平而提高致病性。研究发现，在动脉粥样斑块中检测到了与 Hp 相关的特异性 DNA，显示 Hp 直接参与动脉硬化的发病过程。

Hp 感染性炎症对心血管疾病的影响虽然没有胃癌那样明显，但许多资料表明，Hp 感染性致心血管疾病的作用不可低估。此外，Hp 感染还是淋巴样组织和淋巴瘤的重要病因，同时还与口腔疾病、儿童贫血、血小板减少等密切相关。

Hp 的生命力和传染力都很强，若不根治，几乎终身带菌，因此对 Hp 的治疗值得引起我们高度重视。

二十三、慢性胃炎患者要注意的几件事

在我国，慢性胃炎患病率高达60%。因其患病率随年龄增长而上升，中老年人胃镜检出率几乎100%。慢性胃炎分非萎缩性胃炎和萎缩性胃炎，其中20%的非萎缩性胃炎可演变为萎缩性胃炎，而萎缩性胃炎与Hp感染、胃黏膜萎缩、肠上皮化生及上皮内瘤变等因素有关。因此，慢性胃炎并非一种"良性"疾病，患者要了解相关知识并引起重视。

1. 慢性胃炎尤其是萎缩性胃炎的发病与Hp密切相关

Hp是一种感染性疾病，一旦Hp感染，若不根治，自愈的可能性是零，也就是说，将终身带菌。因此，慢性胃炎尤其是Hp阳性的萎缩性胃炎无论有无症状或并发症，必须进行药物根除Hp治疗。Hp根除治疗4周后，按常规进行复查，同时通过健康的生活方式避免Hp复发。

2. 正确认识胃镜诊断的慢性胃炎

成人胃镜检查慢性胃炎的诊断率几乎是100%，为什么患病率会这样高？因为胃黏膜是与食物频繁接触并进行消化的场所，食物在胃肠道内消化期间，胃的负担最重，因此在正常情况下胃黏膜均有轻度炎症反应。若没有临床症状就不必介意，但如果胃黏膜发生糜烂或化生，那就要注意了。

3. 注意胃炎的进展

由于慢性胃炎常见，症状又不重，所以人们一般不重视，没有进行正规治疗。胃黏膜受各种原因侵害后容易病变持久不愈或反复发作，从而演变为浅表性胃炎。浅表性胃炎的炎症仅仅累及胃黏膜表层上皮。若侵害程度较重，炎症会累及胃黏膜深处的腺体并引起萎缩，有的还伴有局部增生，这种胃炎就是"萎缩性胃炎"。

不少人误认为萎缩性胃炎容易转化成胃癌。实际上，慢性浅表性胃炎发展成萎缩性胃炎的概率为0.5%—1%，伴肠化的萎缩性胃炎发展成胃癌的概率为2%—5%。此外，胃也有"加龄"现象，即随着年龄的增长，胃也会长"皱纹"，老年患者的萎缩性胃炎比例也会增加。如果出现这种"加龄"现象，除了进行复检外，不必进行过多的干预和处理。

对于30—40岁的慢性萎缩性胃炎患者则需要高度警惕。我国的胃癌发病率高于西方国家，特别是青年胃癌所占比例较高。胃镜及病理检查是判断胃炎类型和癌前病变的"金标准",肠上皮化生范围和亚型对预测胃癌发生风险有一定价值。肠上皮化生亦可称"肠化生",是指胃黏膜上皮细胞被肠型腺上皮细胞所替代,即胃黏膜细胞被类似于小肠或结肠上皮的黏膜细胞所替代,是慢性萎缩性胃炎的一种病理表现。

异型增生(胃上皮内瘤变)是最重要的胃癌癌前病变,大肠型化生或不完全型肠化生与胃癌发生有关,且胃内肠化生范围越广,发生胃癌的危险性就越高,而完全型小肠化生癌变的概率很小。

胃癌发生的主要模式是正常胃黏膜—慢性浅表性胃炎—慢性萎缩性胃炎—肠上皮化生—异型增生—胃癌。肠上皮化生和异型增生都属于胃癌前病变,但其发展为胃癌的概率并不大。

胃镜发现肠上皮化生患者要防止病情进展。除了注意饮食调理外,还要防止 Hp 感染。根除 Hp 不仅能治疗慢性萎缩性胃炎,还能预防胃癌的发生与发展。对于中重度胃炎患者,建议每年做一次胃镜检查。

4. 看胃病别拒绝胃镜检查

传统意义上的胃病,包含食管、胃及十二指肠等部位的二三十种病变,有炎症、息肉及功能性疾病等。这些病变，除少数症状典型、部位明确和有规律的发病时间外，大多数早期均表现为不同程度的腹胀、腹痛、嗳气、泛酸、恶心等消化道常见症状。但由于对躯体症状耐受性的个体差异，其症状与病变并非一致。如有的胃癌晚期患者出现了转移病灶症状时才被发现患有癌症；有的患者平时无任何胃病史，因突然出现腹痛而就诊，被确诊为胃穿孔，须立即手术。因此，仅依靠自觉症状和一般体检，医生很难做出准确的诊断，必须借助胃镜检查诊断才能明确。胃镜还可以取病灶组织进行病理检查或会诊，当做胃镜时发现有息肉病变，医生在经患者同意后会把它摘除，以防后患。

胃镜检查有一定痛苦，但比拒绝检查以后可能发生的病痛要好得多。胃镜检查的痛苦是一时的，胃病引发的痛苦则是长期的，甚至是更为严重的，况且现在已有无痛胃镜。胃镜是目前发现、评估、诊断和治疗胃病最实用、最方便的手段。胶囊胃镜虽然无痛，但有一定盲区，不能完全代替现代胃镜检查。

5. 合理使用抑酸药

胃酸是消化性溃疡、胃食管反流发生的重要因子，历来有"无胃酸就无溃疡"的说法，因此在这些疾病的治疗中，应使用抑酸药减少胃酸分泌，降低消化酶的活性，减轻对黏膜的侵蚀，达到治疗消化性溃疡和减轻炎症的目的。常见的抑酸药有 2 类：一类是 H_2 受体拮抗剂，如西咪替丁、法莫替丁等；另一类是质子泵抑制剂，如奥美拉唑、雷贝拉唑等。

但抑酸药是一把双刃剑，抑酸药有严格的适应证，滥用抑酸药可使有些胃病加重。如长期服用质子泵抑制剂的少数患者可能出现胃息肉；Hp 阳性的胃病患者，若用前未根治 Hp 感染，服用质子泵抑制剂可能使胃病加重。这是由于接受抑酸药治疗，胃内酸度增高，Hp 数量明显增加，使胃黏膜进一步损伤。因此，在用抑酸药前最好先进行 Hp 根除治疗。

并非治疗所有的胃病都要用抑酸药。对于主要表现为轻度损伤的胃病、非萎缩性胃炎伴糜烂，并不需要用抑酸药来治疗，用一般胃黏膜保护剂（如铝碳酸镁制剂）就可以了；对胃酸分泌相对较少的重度萎缩性胃炎，更不应该用抑酸药了；对于慢性胃炎、消化不良等需要适度抑酸的胃病，可以选择有一定抑酸作用的中成药。

6. 注意老年人胃炎的特殊性

老年人胃炎伴 Hp 感染，是否根除 Hp 以预防胃癌的发生应综合考虑确定。根除 Hp 可减轻炎症，延缓肠化生甚至胃上皮内瘤变的进程，从而降低胃癌的发生率。目前认为最佳的干预时间为萎缩、肠化生及上皮内瘤变发生前，越早根除 Hp 对预防胃癌的效果越好。高龄老年人是否要根除 Hp 以预防胃癌的发生应根据患者年龄、胃黏膜病变情况、预期寿命及患者意愿综合考虑确定。

由于少数老年人的胃炎伴萎缩、肠化生或上皮内瘤变可能发展为胃癌，因此对中重度萎缩并伴有肠化生的患者，建议每年复检一次胃镜，若发现比较严重的上皮内瘤变可考虑内镜下治疗或手术治疗。

二十四、Hp 感染患者的根治和复发

　　我国 Hp 感染率较高，在 50% 左右，大多数 Hp 感染患者是在体检时发现的，平时多无胃痛和泛酸等胃部症状。是否需要抗 Hp 药物根治，是 Hp 阳性患者最为关注的问题。

　　Hp 感染后，虽然症状不明显，但人体一旦被感染，胃黏膜细胞就会发生一系列变化：正常胃黏膜—慢性浅表性胃炎—慢性萎缩性胃炎—肠上皮化生—异型增生—胃癌。这个过程是国际公认的。但目前只有 1% 的 Hp 感染被证实和胃癌有直接的因果关系。在慢性浅表性胃炎或慢性萎缩性胃炎阶段，经过规范治疗，此类炎症多可逆转，但如果不进行干预治疗，在反复感染慢性炎症的过程中，胃黏膜细胞不堪重负，完成不了修复任务，只能用肠道细胞去修复，即出现所谓的"肠化生"。这时如果炎症仍未得到有效控制，就可能导致胃黏膜异型增生，即发生癌前病变，最后甚至恶变为癌。

　　国际学术界一致认为：Hp 感染后细菌在胃里难以自发清除，若不通过干预治疗进行清除，则 Hp 引发的慢性萎缩性胃炎将终身存在。而这种无症状者中的

15%—20% 会发生消化道溃疡，1% 会发生胃癌，所以不根除 Hp 感染，就存在发生上述疾病的风险。在胃黏膜萎缩或肠化生前根除 Hp，几乎可完全消除肠化型胃癌的发病，而且可减少传染源。目前 Hp 感染的根除率已达 80%—90%，甚至更高，根治后若能避免再感染，则将终身受益。但对所有 Hp 感染者都应进行治疗的观点并未得到国内学者的一致认同，这是基于国内面临的现实：首先，我国人群中一半以上存在 Hp 感染，感染 Hp 的人口基数比较大，也就是说，我们需要解决 7 亿人口根治 Hp 的操作问题；其次，大规模应用抗生素会造成细菌对抗生素的耐药率升高，Hp 根除率下降，药物相关不良反应也会增加；最后，根除治疗后仍有较高的再感染率。鉴于此，我国学者提出"个人要求治疗"可作为根除指征。也就是说，Hp 阳性患者自己要求即可进行根治。

哪些患者需要抗 Hp 治疗？目前比较一致推荐治疗的有：胃癌高发地区人群；存在胃癌其他高危因素的人群，如高盐、腌制饮食，吸烟，大量饮酒等；Hp 慢性胃炎伴消化不良症状患者；既往有萎缩性胃炎、胃溃疡、胃息肉、手术后残胃、肥厚性胃炎、恶性贫血等胃癌前病变患者；胃癌患者的一级亲属；长期服用质子泵抑制剂的人群；计划长期用非甾体类抗炎物（包括低剂量阿司匹林）的人群。

其实，对于身体健康、没有明显症状的人，杀菌治疗并不迫切，可以先观察，听取医生的意见。Hp 阳性患者是否需要根除 Hp，应根据具体情况进行选择。无任何症状者，可暂不治疗，随诊观察。如果伴有消化性溃疡或胃 MALT 淋巴瘤，必须根除 Hp，以防病情恶化。根除 Hp 失败患者，在适当调整治疗方案的同时，可配合口腔洁治，清除牙菌斑中的 Hp 以提高疗效。

Hp 根治后还存在复发问题。什么叫复发？在接受抗 Hp 治疗停药 4 周后复检为阴性，而在后续检查时出现 Hp 阳性就是复发。复发有 2 个方面的原因。一是再燃，主要是治疗的效果欠佳，隐居在胃小凹深部的 Hp 未被杀灭，但由于隐藏较深，结果出现假阴性，停药 4 周后原菌株重新在胃内定植并繁殖而被检出阳性。一般认为，在根除治疗后 6—12 个月内复发的为再燃。二是再感染。再感染是指患者在原菌株全部根除后再暴露于 Hp 环境中并重新感染。我国 Hp 感染患者根除治疗后年复发率为 1.75%。

在我国，再感染是复发的主要原因。我国 Hp 感染具有家庭聚集性，可在家庭成员之间传播，其中母子之间、配偶之间、兄弟姐妹之间是传播的重要途径。因此，对 Hp 阳性的家庭成员给予有效治疗是减少复发的有效途径。人群易感性是再感染的主要因素。带有易感基因的人群在根治成功后，若再次暴露于 Hp 环境中，复发的可能性就更大。养成良好的卫生习惯，避免再接触 Hp，减少家庭成员之间的传播，可以降低带有易感基因人群的再感染率。此外，患者不规律地服药和停药时间过早也都会影响 Hp 感染的复发率。按时、按量、按疗程服药，提高患者的治疗依从性，也可以降低复发率。

因此，Hp 根治之后，患者必须强化自己的"防幽"意识，防止重复感染。反复感染，反复根治，细菌耐药，治疗失败，会严重影响患者的健康。

二十五、吃好早餐和晚餐

"早吃好，午吃饱，晚吃少。""早餐吃得像皇帝，中餐吃得像平民，晚餐吃得像乞丐。"从这些民间的说法中，我们可以看出早餐在人的一天中是何等重要。

俗话说，一日之计在于晨，但很多人在早晨宁愿花时间赖会儿床，或者精心梳洗打扮，也懒得拿出 20 分钟认认真真吃个早餐。有些人是因为时间来不及，有些人是觉得早晨没胃口。目前，国人普遍存在不吃早餐、早餐吃太快、早餐不营养、早餐不卫生等几个大问题。

人的胃肠是不断蠕动的，除了蠕动外还有一阵阵的收缩，不论进食与否皆然。食物在肠道中运行，靠着这种蠕动、收缩，在向下推移的过程中被吸收营养，最终形成粪便。食物在胃内停留时间以是否易于消化而定，一般为 4—6 个小时，所以除了夜间睡觉，胃肠蠕动、收缩延缓外，一日三餐颇合生理规律。

身体经过睡眠的休息后，已做好充分准备迎接新的一天的工作和学习，这时需要摄入营养丰富的早餐来应对整日的消耗。但我们有些青年人，因为工作或是夜生活，晚上睡得太晚，早上起不来，为了上班或上学不迟到，于是只好拿早餐"开刀"，不吃早餐了。好在年轻，干的也不是体力活，不吃早餐似乎还能顶得过去。当然偶尔一两次不吃早餐，确实问题不大，不过若是天天如此，必定损害健康。

首先是前一天晚上吃的食物经过 6 小时左右就会从胃里排空进入肠道，第二天若不吃早餐，胃中没有食物消化，胃酸及胃里的各种消化酶就会去"消化"胃黏膜层。长此以往，细胞分泌黏液的正常功能就会被破坏，很容易造成胃炎、胃溃疡及十二指肠溃疡等消化系统疾病。

其次是食物通过十二指肠时才会引起胆囊收缩，不吃早餐，从夜里到中午，胆囊不收缩，胆汁不更新，并慢慢浓缩，极易发生胆结石。

再则是人的脑力活动主要由糖类食物供应能量，若不吃早餐，能量会摄入不足，难免影响思维敏锐程度，使一天的工作效率降低。及至中午，因感到饥饿，人会在不知不觉中吃得太饱，使胰腺分泌大量胰岛素来帮助糖分的吸收和利用。若是天天如此，胰岛功能会减退，糖尿病便"不请自到"。

另外，不吃早餐还会导致肥胖、女性卵巢功能早衰、儿童蛀牙和高脂血症引发的动脉硬化等心脑血管疾病。这是因为不吃早餐，大脑会释放出需要高热量的信号，导致午餐和晚餐摄取"垃圾食品"的概率大增。

值得提出的是，很多女性不吃早餐的原因是减肥。其实，早餐吃得越丰盛，减肥效果可能越好。曾有一项对肥胖女性的研究，研究者让她们每天摄入热量为1400卡的食物，参加者分为A、B两组，A组的早餐比晚餐丰盛，而B组恰恰相反。经过3个月的实验，结果显示，早餐丰盛的女性体重平均减重8.1千克，腰围减少7.6厘米，比晚餐丰盛的女性多减4.5千克，腰围多减3.8厘米。这是因为早餐丰盛的女性比晚餐丰盛的女性更能控制好胰岛素，平衡一天中的血糖及血脂。

那么，怎样吃好早餐呢？

首先，早餐不仅要吃，更要吃好。目前，许多人的早餐不够重视营养搭配，吃的内容较单一，而晚餐则比较丰盛，导致营养不良和营养过剩并存的情况十分普遍。这关键的第一餐如果不吃或吃不好，就好像在一天开始时没有给身体这台"机器"加满足够的燃料，造成其疲劳运转。早餐的质量不好不仅影响人一天的决策和思维能力，还与胃炎、肥胖和胆石症等一系列的健康问题息息相关。

早餐应以碳水化合物为主，适量补充蛋白质和脂肪，同时还要有维生素、矿物质等营养素。高质量的早餐所提供的能量应占到全天能量的 25%—30%。高质量的营养搭配应做到"四有两不要"。"四有"是指有淀粉类的主食，有含有蛋白质的奶类、蛋类、鱼类、豆类，有蔬菜、水果，有坚果（手抓一把）。如果只有 3 类也可以说是较好的早餐，只有 2 类食物的早餐属于一般，只有一类食物的就是质量较差的早餐。"四有"早餐营养搭配比较全面、合理，其中淀粉（粗、细粮比为 1 : 3）、奶粉、豆类、坚果等可以加工成营养粉，蔬菜以黄瓜最为方便，如果没有时间准备，水果可以部分代替蔬菜。搭配得好，每份早餐可以吃到 20 种以上的食品。早餐吃得越丰盛，血糖、血脂控制得越好，减肥效果也越显著。"两不要"是指不要油炸食品，不要烧烤或熏制品。

其次，吃早餐要在最佳时间内完成。吃早餐的最佳时间是 7—8 点。人在睡眠时，绝大部分器官都得到了充分休息，而消化器官仍在消化吸收晚餐存留在胃肠道中的食物，到早晨才进入休息状态。吃得太早，势必会干扰胃肠的休息，使消化系统长期处于疲劳应战的状态，扰乱胃肠道的蠕动节奏，所以在起床（7 点左右）后 20—30 分钟时吃早餐最为合适，因为这时人的食欲最旺盛。用餐时间建议控制在 15—20 分钟。如何保证早晨的用餐时间呢？可以在前一天晚上先把食材做成半成品，早上煮汤热饭的时候，见缝插针地洗漱、收拾，为早餐腾出充裕时间。更为方便的是在前一天晚上准备好食物成品（如馒头、花卷、奶粉、杂粮或杂粮粉、豆腐干等），早晨用开水冲泡或微波炉加热便可用餐。

另外，早餐与中餐间隔4—5个小时为宜。

再次，早晨不能吃得太快。据调查，有60.42%的人在10分钟内吃完早餐，5分钟内吃完的占9.38%。狼吞虎咽最直接的影响是消化不良、食管反流和长胖。不顾食物太烫匆忙吃完和长期高温饮食可能会诱发食管癌，而边走边吃不利于消化吸收。一般早餐吃到七八分饱为宜。很多人意识到吃早餐很重要，因此进食大量食物，但吃的往往都是高热量、高蛋白、高脂肪类食物，这类食物不但会加重胃肠道负担，无法消化，还存在热量过高的问题。

最后，注意食品安全隐患。街头路边早餐摊卫生条件堪忧，灰尘、汽车尾气"此起彼伏"。这些早餐摊多卖油炸食品，油炸食品经反复烹炸，有害成分越聚越多，若使用含有明矾的膨松剂，摄入铝元素超标，还会损害大脑神经功能，引发认知功能障碍，长期摄入铝元素甚至会引发阿尔茨海默病。

吃到丰富、健康的早餐，不仅能让人到 12 点都精力饱满，而且会让人一整天都感觉舒心有活力。只需小小努力，就会使生命质量高一点，何乐而不为呢？

一日三餐之中吃好早餐最为重要，因为上午是人体力和脑力消耗最多的时间，但只有吃好晚餐才能吃好早餐。如果前一天晚餐吃得太饱，第二天早餐便没有胃口，摄入营养素便会减少；如果前一天晚餐吃得太少，次日早上食欲旺盛，可能会吃得太多。因此，只有吃好晚餐才能吃好早餐。

真正有利于健康的晚餐是"高质量少"。"高质"是指优质蛋白质（如奶、蛋、瘦肉、鱼、豆等）、膳食纤维、维生素、矿物质等营养素的摄入；"量少"是指合理控制脂肪和碳水化合物的摄入，也就是限制热量的摄入，把热量控制在全天总热量的 20%—30% 左右。

怎样吃好晚餐？

一是吃些杂粮。根据体质及健康情况，摄入的粗、细粮之比在 1：2 至 1：1 之间。杂粮中的膳食纤维饱腹感较强，不仅有利于控制食量，而且有降脂、减肥等作用。

二是吃些蔬菜。蔬菜种类可多种多样，摄入量在

200—300 克。

三是控制热量。晚餐摄入的热量占全天总热量的比例一般因人而异：体力劳动者在 1/3 左右，脑力劳动者在 1/5 左右，脑体劳动者可取其中间值。

四是晚餐不要吃得太饱，以六七分饱为宜。如果晚上睡觉前感到饿，可在晚上 9—10 点喝一小碗粥，或者一杯酸奶 / 牛奶 / 豆浆，不足可以再加点水果。

二十六、如何提高免疫力

在流行病期间，死亡病例中大多数是老年人和患有各种慢性基础疾病、体质虚弱或免疫力低下的人群。这说明，身体健壮、健康的免疫系统有助于抗击新型冠状病毒感染、流感等各种传染病。同样，健康体检发现的许多疾病和疾病风险与人体免疫力密切相关。因此，无论治病还是治未病，机体强盛的免疫力都是维护我们健康的第一要素。

免疫系统在青春期发育最快，到 25 岁左右达到顶峰，30 岁之后慢慢下降。人生活在一个复杂的环境中，时时刻刻都在遭受着各种病原体的攻击，包括细菌、病毒、真菌和寄生虫等。免疫系统是人体抵御病原体侵犯最重要的保卫系统，防御攻击的能力就是免疫力。免疫力如同人体健康的"防火墙"，当这面墙出现缺口时，身体就会出现反应，主要表现是人体更容易受到病毒、细菌等病原体的侵害。

影响免疫力的因素除了先天因素，还有很多后天因素：一是年龄因素，婴幼儿及老年人因其生理原因，是免疫功能低下的群体；二是环境因素，如 PM2.5、烟草等污染；三是生活节奏和生活压力带来的身心损害；四是营养不均衡，如肥胖、隐性饥饿等；五是慢性疾病（恶性肿瘤、结核病、糖尿病、艾滋病）及药物（如化疗药、皮质激素）等，这些也会引起免疫功能下降，带来疾病隐患。

提高免疫力，首先要做好自身防护，为此要做好以下6点。

1. 均衡营养

营养素是维持人体正常免疫功能和健康的物质基础。以下几种营养素与免疫力的关系最为密切。

（1）蛋白质。蛋白质是机体免疫功能的物质基础，上皮、黏膜、胸腺、肝脏、脾脏等组织器官及一些免疫成分，如免疫球蛋白、抗体和补体等，本身就是蛋白质，任何一种必需氨基酸的不足、过剩或不平衡，都会引起免疫功能异常。质量差的蛋白质会使机体免疫功能下降，蛋白质缺乏也会造成胸腺、脾脏等免疫功能变化。

由于蛋白质在维护和增强机体免疫力方面具有非常重要的作用，所以人体需要不断摄取和合成蛋白质。

除了我们经常食用的鱼、虾、肉、蛋外，米、面、大豆等植物性食物中也含有蛋白质。含有动物性蛋白质的食物包括瘦肉、鱼、虾、蛋、奶，含有植物性蛋白质的食物包括大豆及其制品，这些食物所含的氨基酸种类齐全、数量充足、比例适当，容易被人吸收和利用，被称为"优质蛋白质"。

一般情况下，肉类中的蛋白质消化率为92%—94%，奶类中的蛋白质消化率为97%—98%，鸡蛋中的蛋白质消化率可达98%左右，而谷物、蔬菜、水果中的植物性蛋白质消化率普遍在80%以下。但大豆中的蛋白质较独特。若直接吃大豆，蛋白质消化率仅有60%；若加工成豆腐等豆制品，蛋白质消化率可达92%以上。

牛奶中优质蛋白质的含量约为3%，消化率达90%以上，脂肪含量约3%—4%，并以微脂肪球的形式存在，有利于消化吸收。牛奶中还含有丰富的钙、镁、磷、钾等多种矿物质，是日常膳食中钙的最好来源。

酸奶所含的营养更为丰富。酸奶不仅保留了牛奶中丰富的钙含量，而且在发酵过程中还会产生促进钙等矿物质吸收的乳酸，以及维生素B、叶酸等多种人体所必需的维生素。此外，酸奶中还含有丰富的乳酸菌，有助于改善肠道健康状态，有利于提高人体免疫力。

一般情况下，正常体重范围内的健康成人，每天每千克体重摄入蛋白质的量为1.0—1.2克。比如，一个人体重为60千克，则每天需摄入蛋白质的总量为60—72

克。一般来说，成年男性人均每日蛋白质摄入量为65克，成年女性每日55克已基本充足。一个鸡蛋约含10克蛋白质，100毫升牛奶约含3克蛋白质，再加上一些肉类，基本能满足一天的需求。

需要提醒的是，适当增加蛋白质的摄入有利于提高免疫力，但一定要在均衡饮食的前提下。如果一味地增加蛋白质的摄入，反而会影响其他营养物质的吸收。正常情况下，人体不能储存蛋白质，多余的蛋白质会转化成其他营养成分或排出体外，摄入蛋白质过多会增加肝、肾负担。

很多人把一天需要摄入的蛋白质集中在一顿饭中，这会造成摄入不均衡，不利于蛋白质的吸收。最好能分配到每顿饭，每餐摄入20—25克蛋白质。尤其是老年人，由于消化功能减退，食物的消化、吸收和利用都比较差，更应把每天的营养素分配到每顿饭中。

成长发育期的儿童和青少年、孕妇或哺乳期女性、消化能力弱的老年人、免疫力差或虚弱的人、手术后康复期的患者，尤其要重视蛋白质的补充，可在医生指导下服用蛋白质补充剂。

一些健身人群，为了提高肌肉中蛋白质的合成效率，通常会增加蛋白质的摄入，但额外补充剂量最好不要超过每千克体重 0.25 克。

需要注意的是，尽量少吃劣质蛋白。劣质蛋白也称"不完全蛋白"，它所含的必需氨基酸种类不全、数量不够充足、比例不适当、吸收利用差，还会增加肝脏代谢负担。劣质蛋白是既不能维持生命又不能促进生长发育的一类蛋白质，如玉米中的玉米胶蛋白，豌豆中的豆球蛋白，动物结缔组织、肉皮中的胶质蛋白，等等。

另外，营养不足或营养过剩都会影响免疫力。那么，蛋白质会越"补"越胖吗？其实，肥胖是脂肪过多，而减肥是增肌减脂的过程。依照体重定量，肥胖人群的需要量比正常人更多。而适量的补充不仅不会影响减肥的进度，反而会促进脂肪的分解。越"补"越胖可能与吃进去的是劣质蛋白，引起脂肪分解能力下降，增加了能量储存的力度有关。

（2）能量。人体与病原菌作战需要消耗一定能量，因此能量要供应充足。平时在维持健康体重的基础上，要摄入足够量的谷薯类食物。它们含有丰富的碳水化合物，是人体重要的能量来源，同时还有保护蛋白质的作用。

（3）脂肪。脂肪对免疫功能的影响主要取决于脂肪的种类和脂肪的摄入量。过多或过少不仅影响健康，还会损害免疫功能。ω-3脂肪酸是细胞膜的重要组成物质，尤其是大脑细胞中抗炎激素物质的前体。超过1.5万份研究报告表明，ω-3脂肪酸具有提高免疫功能、抗炎、抗血栓形成、降低血脂和舒张血管的作用。沙丁鱼、三文鱼等深海鱼中的ω-3脂肪酸含量比较丰富。

（4）维生素。维生素是维持身体健康所必需的一类有机化合物，其中维生素A、维生素C、维生素E对提高免疫力有重要帮助。维生素A不仅能提高皮肤黏膜局部的免疫力，而且可以增强机体细胞的免疫反应性，还可以促进机体对病原微生物产生特异性抗体。缺乏维生素A会影响呼吸、消化、泌尿系统等上皮细胞的完整性，增加机体对呼吸道、肠道感染疾病的易感性。动物肝脏中的维生素A比较丰富。深绿、红、黄色果蔬中的胡萝卜素食用后可转换为维生素A。

维生素C能提高吞噬细胞活性，并参与细胞物质的合成，促进机体产生干扰素，从而提高机体免疫力，促进抗体形成。新鲜蔬果是维生素C的主要来源。

维生素E是一种有效的免疫调节剂，可以提高抗感染能力。豆类、坚果和植物油中的维生素E含量比较丰富。

（5）矿物质。人体中的矿物质又称"无机盐"，是人体必需的一类微量营养素，其中铁、锌等矿物质与免疫力息息相关。缺铁会引起贫血，贫血会降低抗感染力，适量吃些补铁食物，如红肉、动物内脏，可以补充铁元素。锌是人体内100多种酶的组成成分，对免疫系统的发育和正常免疫功能的维持有重要作用。贝壳类海产品、红肉等是锌的主要来源。

（6）膳食纤维。肠道菌群对免疫功能起着至关重要的作用，膳食纤维可维持和调整肠道菌群的平衡，有利于增强免疫力。杂粮、果蔬中含有丰富的膳食纤维。

除了以上营养素，还有一些植物化学物如花青素、生物类黄酮（维生素P）、番茄红素等对免疫功能也发挥着十分重要的作用。

需要强调的是，科学饮食、营养平衡是提升免疫力最重要的保证。饮食多样性与提升环境耐受力、抵抗力有非常明显的关系。

2. 坚持体能锻炼

长期适量运动能保持和增强机体免疫力，降低患传染性疾病等慢性病的风险。青少年和中年人应保持每周150分钟以上中高强度的体能锻炼，包括力量运动、抗阻运动。老年人根据体能情况可以做些太极拳、广场舞、散步等活动。体质比较好的老年人也可以进行中等强度的运动。体能锻炼是提升机体免疫力的关键，比如常年坚持每周至少 5 天，每天至少 30 分钟，且有一定强度的运动。"三天打鱼，两天晒网"的运动方法，对增强机体免疫力十分有限。

值得提醒的是，偶然性地进行高强度运动，会使免疫系统紊乱和损伤，反而会降低免疫力。

3. 保持作息规律

生活规律是免疫系统稳定的保证，熬夜会扰乱人体生物钟，影响免疫系统的反应能力和防御能力。建议保持作息规律，每天睡 7—8 小时，这有助于保持免疫系统的固有节律，减少发生免疫系统紊乱的风险。每天睡眠少于 6 小时、深睡眠少于 3 小时，或每天睡眠时间多于 9 小时，都不利于免疫系统的稳定。

4. 保持情绪稳定

保持平和乐观的良好心态，避免一切不良刺激，解除各种精神压力。焦虑、抑郁、愤怒都会降低机体免疫力。愉悦促使机体产生快乐激素——多巴胺。笑不仅能增加血液和唾液中的抗体及免疫细胞数量，还能让副交感神经兴奋，降低肾上腺素水平，缓解疲劳。

5. 适当补充水分

体内水分充足不仅能使上呼吸道黏膜保持湿润，抵御病原菌入侵，还能保持良好的新陈代谢和免疫系统效率，因此要注意补水。成人每天需要补水 1.5—1.7 升，特别是渴觉不敏感的老年人，不要等到口渴才去喝水。

6. 不滥用保健品

别轻信有些保健品厂家可增强免疫力的宣传，很多时候这只是噱头。保健品只能提高免疫应答的水平，无法从根本上提高免疫力。

二十七、尿酸偏高没有症状也要治疗

很多人以为，尿酸高只要没有关节痛就没事。但无数事例说明，若长期任其维持在高水平状态，对脏器的损害风险就会越来越大，有些患者并发肾功能不全甚至出现尿毒症才到医院就医。

非同日 2 次空腹尿酸水平男性 ≥ 420μmol/L，女性 ≥ 360μmol/L，即为高尿酸血症。因尿酸盐在血液中的饱和浓度为 420μmol/L（不分男女），超过此值就可能引起尿酸盐结晶析出，在关节腔和其他组织中沉积。

多数尿酸超标患者由于没有什么临床症状，对疾病潜在的侵袭放松了警惕，使尿酸沉积于关节、肾脏，刺激血管壁，葡萄糖利用率降低，最终患上关节炎、动脉硬化、尿毒症等多种疾病。

研究显示，尿酸高的人患高血压、脑卒中和肾衰竭的风险都明显高于正常人。此外，尿酸超标可引发肾结石，损伤肾小管和肾间质，从而导致急性尿酸性肾病、慢性尿酸性肾病和尿石症 3 种疾病。

健康体检时若发现尿酸超标，即使没有症状也要治疗。若通过控制高嘌呤饮食，效果仍不佳，就必须通过药物治疗把尿酸控制在理想水平。

哪些食物是高尿酸血症患者可以吃的呢?

可以放心吃的食物有奶类、蛋类、白开水、新鲜蔬菜,以及部分饮品。奶类、蛋类和白开水对高尿酸血症患者极为友好,但如果伴有超重或肥胖,每天可喝低脂奶 300 毫升、白开水 2000—2500 毫升,可吃蛋黄 1 个。新鲜蔬菜对控制尿酸有益,但植物胚芽嘌呤含量较高,应少吃。茶、咖啡、可可碱所产生的甲基尿酸盐有别于痛风的尿酸盐,因此这些饮料可以放心喝。

可以适量吃的食物有豆类及豆制品、含糖量低的水果等。有人说豆类的嘌呤含量较高,这主要指的是干的黄豆、黑豆。豆类在加工成豆腐、豆腐干、豆浆、素鸡的过程中,浆水会带走一部分嘌呤。比如,100 克豆腐含 68 毫克嘌呤,只相当于 25 克豆腐干的嘌呤含量。豆制品对尿酸的影响比肉类小,适量摄入是可以的。水果也可以吃,但应吃含糖量较低的水果,因为大量摄入果糖、蔗糖(如果汁)会给嘌呤的转化过程"添砖加瓦",加速尿酸形成,并阻碍肾脏排泄尿酸。

酒以不喝为好。酒精是引发痛风的危险因素。短时间内过量饮酒或长期喝啤酒、白酒等,会使高尿酸血症患者病情加重或痛风发作。

　　需要注意的是，不少患者痛风发作了就吃药，关节痛好了就停药，药物吃吃停停，把降尿酸药当成止痛药。此类患者的尿酸多维持在一个高水平状态，其后果是十分严重的，尿酸性肾病、尿毒症可能会不期而至。

二十八、如何预防骨质疏松

骨质疏松症是指以低骨量和骨质破坏为特征，导致骨质脆弱性增加和易于骨折的全身性骨代谢性疾病。我国 65 岁以上的女性中约一半患有骨质疏松症。

骨骼是在不断变化的，可以用骨量来判断。出生后人的骨量不断增长，在 30 岁左右达最高值，称为"峰值骨量"，之后逐渐减少。

预防骨质疏松症要从小开始，合理膳食是有效措施。摄入足量的蛋白质、钙和维生素 D 等营养素和适当晒太阳可预防和延缓骨质疏松症的发生。含钙量高的食品有奶制品、鱼虾类、豆类和坚果等，蛋白质摄入要适中，一般成人每天摄入蛋白质 1 克 / 千克体重，老年人可适当增加，每天 1.2—1.5 克 / 千克体重。蛋白质摄入不宜过多，以免引起钙流失增加，同时要避免摄入过多的草酸和食盐。

负重和肌肉强化锻炼既能预防骨质疏松，又有利于整体健康。负重锻炼（当脚和腿承受身体重量时，骨骼和肌肉会对抗地心引力）包括健步走、慢跑、打太极拳、爬楼梯、跳舞和打网球等。肌肉力量锻炼包括负重训练（如举重）和其他阻力锻炼。如果已患骨质疏松症，肌肉力量锻炼需要先经医生评估，再选择合适的锻炼方式，以免引发骨折等不良后果。

骨量流失比较明显者可适量吃些钙和维生素 D 的补充剂。

绝经后的女性是骨质疏松症高危人群，严重后果是骨折及骨折后的致残和致死。绝经后患骨质疏松症的女性对雌激素治疗一直有误区，许多人认为雌激素治疗是有害的，会使人发胖，还可能致癌。经过几十年的医学科学理论发展，学界认为女性在缺乏雌激素后应尽早启动雌激素治疗，宜在绝经后 10 年内进行，绝经 10 年以上不推荐。雌激素治疗最主要的目的是解决更年期症状和预防骨质疏松症。其实，因为雌激素的应用剂量非常小，是缺多少补多少，并不会使人发胖，反而可以帮助患者保持体形，不会过早"形坏"，也不致癌，甚至对有些癌症有预防作用。当然，作为一种医疗措施，必须在医生的指导下，尊重指南，掌握好适应证和禁忌证，在适宜人群中谨慎使用。

二十九、刻意减肥隐患多多

"纸片人""A4腰""锁骨放硬币""好女不过百"……不知从何时起,"瘦"成为当代社会审美的一个硬指标。健康体检时常常会遇到一些体质指数＜16的青年女性,其中以白领、学生居多,她们真的"骨瘦如柴"。这些人的体检结果普通显示血清蛋白降低、血红蛋白偏少、白细胞偏低、血酮增高。这些由刻意减肥、过度节食、营养不良引起的血液学指标异常,虽然还没有明显自觉症状,但已经干扰了机体的免疫功能和内分泌功能。

太瘦可能招来许多疾病。脂肪是机体的重要组成部分,过多不好,过少则会表现出从头到脚的多种身体不适。如缺乏营养,不能及时向脑组织提供足够的能量,容易导致疲劳、记忆力衰退;锌、铁、铜、硒等微量元素摄入不足,容易导致过度脱发;叶酸、铁、维生素等造血原材料的摄入不足,可导致营养性贫血。另外,胃下垂、脱肛、心律失常等疾病也会不期而至。刻意减肥,一旦不当,就有可能对身体健康产生不可估量的影响。

目前流行的减肥方法千奇百怪,但都隐患多多。

1. 轻断食减肥

轻断食减肥最常用的方法是 7 天甚或 10 天只吃少量蔬菜、水果，喝少量水，不运动，有时外加内服泻药。一个"疗程"下来，体重减轻八九斤，效果"显著"。对一个极度肥胖者来说，这种减肥方法未尝不可，但对于一个体质指数 < 28，甚或在 19—24 的人来说，无疑是在"玩命"。几乎每家医院急诊科医生都会遇到这类减肥者，为她们补糖、补蛋白、补液或补全营养制剂，使其转危为安。

食物为人体供应的营养主要是糖类、蛋白质和脂肪。米、面和薯类等主食提供碳水化合物，能迅速有效地提供能量。各种生物功能是由蛋白质来完成的，脂肪则储藏能量。在人体内，糖类、蛋白质和脂肪三者可以互相转换，所以多吃的主食会转化成脂肪让人变胖，而主食不足时蛋白质和脂肪则会燃烧供能。

长期缺乏主食可能导致心血管疾病、免疫功能低下、营养不良、贫血、骨质疏松、肾结石等。实际上，长期缺乏主食的危害远不止这些。人的大脑不能保存葡萄糖，需要血液来不断供应。膳食中长期缺乏主食，大脑就得不到足够的糖分，脑功能就会出现异常，从而引发头晕、心慌、记忆力减退、思维能力下降等症状，甚至有人因低血糖而昏迷。

因此，这种长期限制主食来减肥的做法并不可取。我们要明白，需控制主食减肥的都是到了危害健康的地步、不得不减肥的人。为了追求骨感美而刻意饿肚子，反而影响健康，得不偿失。

使用轻断食减肥需要在专业医生的指导下科学进行，即在营养平衡的前提下采用循序渐进的"健康美减肥法"。要知道：减肥的终极目标是达到身体肌肉与脂肪维持正常比例的标准体重。为了健康去减肥，减了肥才健康，不是骨感美，而是健康美。

2. 生酮饮食减肥

生酮饮食是指每天早上只吃全麦面包片，中午和晚上都不吃主食，也不吃水果，只吃牛肉、鸡肉、煮鸡蛋等富含蛋白质和脂肪的食物，或白菜、木耳菜等蔬菜。生酮饮食减肥是一种极低碳水化合物膳食模式。脂肪在体内的代谢有 2 种途径：一是氧化成二氧化碳和水；二是产生酮体。当严格限制碳水化合物时，代谢就以第二种途径为主，这就是生酮饮食。

生酮饮食原本是针对难治性癫痫儿童所应用的一种非常少见的饮食方式，只不过后来被人发现它能对体重管理有一定帮助才逐渐用于减肥。生酮饮食之所以在减肥人群中很火，是因为按照这种饮食模式可以在短期内快速降低体重，很多人2个月就能减20千克，更重要的是不饿肚子。为什么这种饮食模式可以让体重下降得这么快还不饿肚子呢？原因有3点。一是人体只有肌肉和大脑可以把酮体作为部分能量的来源，没消耗完的大部分酮体携带着能量通过尿液和呼吸排出体外，这减少了能量在体内的堆积。二是酮体有抑制食欲作用。蔬菜中的膳食纤维会增加饱腹感，故坚持生酮饮食食量会变小，摄入的能量低，自然有利于减肥。三是身体的大部分器官不能利用酮体，只能利用葡萄糖供能，当严格限制碳水化合物时，身体只能分解蛋白质转化成葡萄糖。但是由于胃内容积变小，也不能吃得太多。这时身体组织就会将肌肉组织中的蛋白质转化成葡萄糖供能，同时肌肉组织分解后产生大量水分被排出体外，导致体重下降。

生酮饮食减肥法实施3天后糖原被耗尽，机体转而调用脂肪组织进行代谢分解。脂肪代谢过程中，会产生一种叫作"酮体"的化学物质，它能够为机体组织提供能量。

生酮饮食减肥法在短期内的确有一定的减重效果，但酮体在血液中过量堆积，就会引起酮症酸中毒。轻者多饮多尿、恶心呕吐、头晕、呼吸带烂苹果味，重者脱水、心跳加快、嗜睡、昏迷。如果本身患有糖尿病，还坚持生酮饮食减肥，出现急性酮症酸中毒的概率更高。

肥胖的罪魁祸首不是碳水化合物，而是热量。碳水化合物、蛋白质和脂肪这三大营养素，都能为人体提供热量。我们所说的低热量饮食并非要一味地饿肚子，而是在原来热量的基础上每日减少400—500卡，但前提是每日总热量摄入不能低于1000卡。也就是说，减肥应循序渐进，这样才能既健康又持久。

生酮饮食是一把双刃剑。在专业人士的指导下，也许可以短期尝试一下，但达到减重目标后，应该慢慢过渡回健康的均衡饮食模式。否则，长期的低碳水、高蛋白、高脂的饮食模式弊大于利，这已是医学界的共识。因为长期食用高脂食品会对心血管造成极大危害，动物性脂肪、饱和脂肪酸摄入过多，增加了代谢综合征和胆固醇沉积在血管壁上的风险，久而久之会使血管弹性变差、管腔狭窄，甚至堵塞而引发血管事件。况且酮体的积累已经被证实是血管和组织损伤的潜在因素。

3. 代餐食品减肥

代餐食品是指可以代替部分正餐或全部正餐的食物，如奶昔、果蔬粉、能量棒等，具有高膳食纤维素、热量低、饱腹感高的特征。

对于减重的人来说，在开始的时候，代餐食品确实有一定效果，不仅能够提供饱腹感，还补充了营养。但是，许多人采取了错误的方法，这对健康十分不利，比如非超重和非肥胖的普通人群也用代餐食品减脂减肥。吃代餐食品要注意以下4点，才能真正吃出健康，减得漂亮。

（1）不能全天吃代餐食品。人体需要的营养素应该是全面的、均衡的，否则就会营养不良，导致健康出问题。吃代餐食品减肥可采取均衡饮食和与代餐食品结合的方式，比如减少主食的摄入，用代餐粉或者代餐棒代替，其他的如蔬菜、鱼、虾照吃。这种方法实际上是高蛋白低碳水化合物的减肥方法，在不饿肚子的情况下可以减肥。

（2）不能长期食用代餐食品。代餐的实质是通过减少能量的摄入来减肥，如果长期能量不足以维持人体基础能量的消耗，就可能影响身体机能，从而引发各种疾病。

其实，代餐食品只能部分代替正常饮食，不能成为每日饮食的主角，均衡的饮食才是人体获得营养的主要途径。

（3）不是人人都适合代餐食品。代餐食品主要针对的是超重和肥胖人群，普通减脂人群没有必要吃代餐食品减肥。此外，不建议老年人、病人等特殊人群食用代餐食品。

（4）不要盲目购买代餐食品。目前代餐食品行业鱼目混珠，有些并没有合理的营养素配比和含量，甚至非法添加泻药等成分，严重损害健康。因此，买代餐食品要选择正规厂家，看清产品营养素和能量表，以免埋下隐患。

需要提醒的是，在没有专业指导的情况下不要轻易尝试代餐减肥，尤其是完全代餐或者两顿代餐。

4. 杂粮饭减肥

全谷类食物对健康的益处已不言而喻。但有些人会通过食用杂粮饭来减少能量摄入，以达到减肥的目的，其实这并不可取。全谷类食物的营养谱比较窄，它们不能替代奶、肉、蛋、鱼、豆等来获取优质蛋白质、饱和脂肪酸、维生素 E、铁、锌等。全谷类食物含有能够延缓消化吸收的植酸，更需要配合适量肉类，以提供血红素铁和容易吸收的锌元素。尤其对消化能力较弱的人，全谷类食物一下子吃多了可能会造成消化系统不适应，引发消化不良、胀气等问题。对这类人群，可以从小剂量添加全谷类食物开始，逐渐过渡到粗、细粮比为1∶2或1∶1，逐渐改变肠道菌群，待能处理更多的膳食纤维、低聚糖和抗性淀粉后，便可以正常吃全谷类食物。

对高血糖患者，把杂粮打成糊糊，煮得软烂，甚至炒后打成粉来食用，会提升消化速度，使餐后血糖迅速上升。因此，高血糖患者适合整粒烹调，这样能保留谷物的天然物理结构，能够更好地延缓餐后血糖、血脂的上升。相对而言，豆类即使煮烂打碎，升糖反应也是比较慢的。

轻断食、生酮饮食、代餐食品和杂粮饭，虽然都有一定的减肥效果，但都不是身材管理的好方法。适当控制饮食和锻炼才是减肥的最佳途径。

其实，维持人体生命和健康的营养素有40多种，包括碳水化合物、蛋白质、脂肪、矿物质和水，这些营养素缺一不可。人体自身不能合成这些营养素，必须从各种各样的食物中摄取。在减肥过程中，合理膳食、均衡营养才能实现优化身材、促进健康、预防疾病的目的。

少吃多动几乎是减肥的"金科玉律"。少吃不动，减掉的多是肌肉；少吃多动，减掉的多是脂肪。只有做到少吃多动才能达到肌肉量与脂肪量相匹配的健康减肥目的。

很多人减肥是为了美，但是会增加肌肉流失，容易引起皮肤干燥、松弛和出现皱纹，这与追求美的初衷背离。

其实，健美的身材不是由体重，而是由脂肪决定的。体重秤只能告诉你身体的总重量，不能告诉你体重的增加或减少是由身体哪一部分的变化引起的。没有脂肪燃烧、分解的减重，反弹率极高，这是因为减重减掉的是肌肉与水分，而反弹回来的却是脂肪。越减越肥就是这个道理。

在正确减肥后称体重，会发现体重下降并不会很多，但是身材确实变纤瘦了，因为你减掉的是比重比较小的油脂，而不是比重比较大的水分和肌肉。因此，真正有效的减肥应该以只减脂而不减其他成分为目标。

目前，多数女性往往专注于漂亮的面庞，多数男性注重于潇洒的仪表，而真正在意身材健康的人并不多。

身材管理得好，不仅会使人变美，更能够拥有健康，以最佳的状态向外界展示自己的魅力。好身材不只是生理健康的体现，更象征着一个人的精神面貌和修养。一个人不胖不瘦，肌肉恰到好处，不仅能增强体质，提高抗病能力，还能使人充满活力。生活中不难见到，一些有思想、较理智的女性，大都身材苗条、举止优雅；一些热爱生活、坚守事业的男性，也往往拥有健壮的身躯、协调的体型、结实的腹肌。也就是说，好的身材往往意味着一个人生理和心理上的双重健康。

身材管理主要是体重和腰围，建议把体质指数控制在24以内，腰围控制在男性≤85厘米，女性≤80厘米。身材管理没有性别和年龄障碍，关键是持之以恒。

三十、诺奖得主要你别熬夜

2017 年，美国遗传学家杰弗里·霍尔（Jeffrey Hall）等人发现了一种特殊蛋白基因，这种基因会在夜间积累、白天降解，以 24 小时的循环状态波动，与昼夜节律同步发生，包括人类、各种生物体都遵循这个原理，这就是所谓的"生物钟"，这一发现使他们获得了当年的诺贝尔生理学或医学奖。

生物钟对人的健康有重大影响。一昼夜中，人的体温、脉搏、血压、睡眠、记忆力、内分泌激素、新陈代谢等各种生理过程和行为方式都与生物钟有关。更重要的是，生物钟控制着 10%—43% 的基因表达。这个被精心校准过的昼夜节律，会及时调整人体生理机制来适应一天中的不同时段。

在生命起源的进化过程中，太阳系中的生物形成的 24 小时生命节律，是一种与环境达到最佳平衡的适应机制。因此，人的生活节律一定要按照生物节律进行，而现代人的很多行为与体内固有节律背道而驰，违反"日出而作，日落而息"的行为方式，在不正确的时间做不正确的事情（如熬夜），生物钟昼夜节律就会产生紊乱。如果偶尔熬夜，为了规律睡眠和饮食，人体在24小时后会进行重设，一般大脑需要1周，肝脏、肠胃需要2周。长期熬夜的人，其重设机制遭受破坏，健康则会受到严重损害。

熬夜是指到了夜晚该睡觉的时候不睡。虽然0点以后才算深睡，但从内分泌学的角度来说，晚上11点后睡觉就算熬夜。据中国医师协会发布的《2016中国睡眠指数》，23%以上的国人有熬夜习惯。其中大学生占比较高，凌晨0—2点入睡的学生人数占比达55.23%，凌晨2点以后入睡的也有4.55%。他们在电子娱乐的诱惑下，为了一时的快乐而熬夜。一些沉迷于网络的青少年和资深球迷也是常见的"熬夜族"。此外，还有一些特殊行业的从业者由于值夜不得不熬夜，如医护人员、公安，以及媒体、投行等行业人员，这些人员的熬夜率接近50%。

长期熬夜严重损害健康。美国抗癌协会的研究显示：每晚平均睡7—8小时的人寿命最长；每晚平均睡少于7小时的人寿命稍短；而每晚平均睡4小时以内的人，80%是短寿者。

此外，熬夜还会引发许多疾病。

一是心脑血管疾病。几乎每届世界杯足球赛比赛期间都会发生几例猝死病例，这与熬夜引发严重心律失常密切相关。熬夜会使血压升高，诱发脑卒中，还会减少冠状动脉血流，使人患上冠心病。尤其是打鼾（睡眠呼吸暂停综合征）人群，由于夜间睡眠少，交感神经极度兴奋，更易引发心律失常、心梗、脑卒中和猝死。

二是超重肥胖。人在睡觉时，身体会分泌一种叫作"瘦素"的物质。长期熬夜会影响"瘦素"的分泌，不利于脂肪的分解。同时，熬夜的人经常吃夜宵，这会造成营养过剩，也可引起肥胖。

三是皮肤受损。皮肤在晚上10—11点进入保养状态，熬夜的人神经内分泌失调，这会使皮肤干燥、弹性差、晦暗无光，出现暗疮、粉刺等。

四是消化系统功能失调。人的胃黏膜上皮细胞平均2—3天就要更新一次，且一般是在夜间进行。熬夜使自主神经功能紊乱，胃壁小血管痉挛，胃黏膜缺血，影响胃壁上皮细胞的更新。同时，吃夜宵使胃得不到休息，胃液分泌失调，从而导致胃黏膜炎症及溃疡。另外，晚上11点至次日凌晨3点是养肝的最佳时段，有肝病的人熬夜会加重病情。

五是增加患癌风险。机体免疫因子多在睡觉时形成，熬夜会使免疫功能降低，而免疫力是机体对抗癌症的天然屏障，免疫功能降低会使癌症发病率升高。研究显示，熬夜与乳腺癌、结肠癌等多种癌症风险的提升密切相关。

六是影响生长发育。人体生长激素在夜间深睡眠时分泌，熬夜严重干扰了生长激素的分泌与释放，影响儿童青少年发育成长。

七是记忆力减退。熬夜耗损精力，大脑会处于混沌状态，记忆力减退，注意力难以集中，精神萎靡，工作效率低。时间长了可能出现失眠、神经衰弱、焦虑和认知损害等问题。

总之，生物钟主要影响人体神经内分泌系统，而神经内分泌系统掌控着人体各脏器的功能，偶尔熬夜只影响某些脏器的功能，是可以调整和逆转的，但长期熬夜会造成脏器功能失调而逐渐发展为器质性疾病。

那么如何把熬夜伤害降到最低？

一是合理安排工作。平时工作时要提高效率，尽量在白天完成。值夜最好每7—10天轮换一次，因为生物钟的调整一般需要7天时间。

二是熬夜前避免身心劳累，饮食要清淡，最好先小憩个把小时，养精蓄锐。工作做得好，补觉心安理得，睡得深沉。

三是熬夜后睡眠一定要补足，多数人补不到七八个小时，能补睡五六个小时也可以，也可以按照熬夜两小时、白天午睡半小时的比例进行补觉。如果白天实在睡不着，也要躺一会儿以补充体力。同时要按时作息，合理饮食，补足基本营养素，包括水和维生素等。

需要提醒的是，有些人值夜后并无睡意，精力也充沛，便去做其他事情了，这对身体的伤害极大。犹如驾车时油快烧完了还继续行驶，虽然车还能开，马力也足，但断油停车是必然的结局。

四是久坐少动的熬夜人群，坐姿要端正，保持腰部生理曲度，每小时站起来活动一下身体。看比赛时更要不时做些四肢屈伸运动，以调节神经肌肉及内分泌功能，有利于更好地调整生物钟节律。

三十一、小酌怡情却伤身

很多医学、营养和科普人士推崇"适量饮酒有益健康",认为小酌怡情,不仅是一种休闲形式,更是一种养生方式。那么,这种说法真的正确吗?

"适量饮酒有益健康"的说法,开始于 1991 年美国的一个电视节目,节目中提出了一个"法国悖论":法国人的饮食、运动等生活方式并没有多健康,但他们的心血管疾病发病率却不高。节目中给了一个解释:法国人爱喝葡萄酒,葡萄酒可能有利于心血管健康。为了解释"法国悖论",科学家们做了大量研究,证明适量饮酒有益心血管健康。但这些研究在统计学上存在一定的局限性,如经常喝葡萄酒的人,收入往往比较高,因而医疗条件也比较好。还有其他因素,如蔬菜、水果和体能锻炼等也与心血管健康密切相关。

事实上,早在多年前,美、英等国家就做过大量临床研究,对适量饮酒有益健康提出了异议,如健康女性即使每天只喝一杯红酒,乳腺癌的患病风险也会显著增加。2019 年,著名医学期刊《柳叶刀》上发表了一篇研究论文,该研究对我国 10 个地区的 51 万成人进行了

10年随访，对酒精摄入引发健康问题进行研究。研究显示，酒精的安全摄入量为零，也就是说，只要喝酒，即使少量，疾病风险也要高于那些不喝酒的健康人。还有研究显示，哪怕是喝含酒精的饮料，都会使口腔中放线菌等有害菌增加、乳酸菌等有益菌减少，从而引发相关疾病。小酌怡情却伤身，颠覆了民间饮酒养生的理念。

　　为什么小酌怡情却伤身？这要从酒精的代谢说起。酒精进入人体内代谢要进行2个步骤：第一步，在乙醇脱氢酶的作用下，将酒精分解成乙醛；第二步，在乙醛脱氢酶的作用下，将乙醛分解为没有毒性的乙酸。与其他国家的人不同的是，约1/3的中国人的乙醇脱氢酶活性较高，因而第一步代谢能很快完成，但第二步代谢相当缓慢，于是大量乙醇滞留在体内，导致血管扩张，脸色变红。如果乙醛没有被乙醛脱氢酶完全转化，那么就会造成造血干细胞DNA损伤。如果干细胞DNA损伤不能修复，则这种损伤将成为永久性的，进而造成免疫缺陷，增加癌症发生率。发表在《自然》杂志上的2篇研究论文指出，酒精的代谢产物乙醛会导致DNA双链断裂，导致染色体重排，造成干细胞永久性损害，增加多种癌症的发生风险。

其实，你的酒量到底如何，是由酒精基因决定的。酒精基因是人体基因序列的一段，人在出生时，酒量大小便已确定，终身都不会改变。如果想要知道自己酒精代谢的能力，可以通过检测乙醛脱氢酶对应的基因型，从而判断自己是否适合饮酒。

人体的酒精相关基因分为3个类型，即纯合野生型、杂合突变型和纯合突变型，分别代表3种酒精代谢能力，也就是解酒能力的强弱，每个人只可能有一种类型为阳性。纯合野生型阳性者代谢能力强，酶活性好，即解酒能力强，可适量饮酒；杂合突变型阳性者代谢能力偏弱，部分酶有活性，解酒能力差，应控制饮酒；纯合突变型阳性者代谢能力差，完全无活性酶，解酒能力很差，最好不要喝酒。

从基因上分析，亚洲人是世界上最不适宜大量饮酒的群体。欧美人与中国人相比，乙醛脱氢酶变异率很小，因此大部分酒精都能顺利代谢，所以看到欧美人能喝，也不用羡慕，这仅仅是因为基因不同而已。

世界卫生组织已将乙醇列为一级致癌物，喝酒脸红的人更易受其影响。资料显示，饮酒和诸多癌症有关，关系最为密切的是与酒精接触的组织的癌症，比如口腔癌、喉癌、食管癌，还有肝癌、肠癌、乳腺癌等。

事实上，饮酒的害处还有很多，有 60 多种疾病是不健康饮酒造成的。资料显示，酒精如同肥肉一样热量很高，与同等重量的黄油所含热量相当，当酒精被分解后，脂肪就会在肝细胞中沉淀下来，因此常饮酒的人容易出现脂肪肝，甚至引发肝硬化，而这种损伤无法逆转。饮酒还可引发高血压、心脏病、肾脏病、骨质疏松、不孕、流产等疾病。

此外，酒精对大脑的损害不可忽视。酒精是一种脂溶性物质，它可以自由穿透血液和大脑之间的屏障，对中枢神经系统造成损害。酒精对兴奋性神经递质受体系统和抑制性神经递质受体系统均有作用。这种双重作用使人在摄入酒精后，空间学习记忆能力下降，也就是说会损害认知功能。

《中国居民膳食指南（2016）》建议，成年男性一天饮用酒的酒精量不超过 25 克，女性不超过 15 克。随着酒精对健康影响的深入研究，这个定义将会被改写或调整。

三十二、如何有效降低甘油三酯

　　健康体检中甘油三酯升高的比较多见。不少人认为，甘油三酯不是血脂的主要项目，高一点没关系。其实，即使单项甘油三酯升高，也会引发许多疾病。

　　首先是肝脏。肝脏在人体代谢甘油三酯中起着十分重要的作用，它是储存、合成和代谢甘油三酯的重要脏器。如果甘油三酯摄入过多，超出了肝脏代谢的速度，便会堆积在肝脏中，导致肝细胞受损，从而形成脂肪肝，这也是体检转氨酶水平升高的重要原因。

　　其次是心脏。人体中过量的甘油三酯同样会堆积在心脏的动脉内膜形成粥样斑块，引发心肌缺血、心绞痛甚至心肌梗死。

　　再次是脑。脑组织对氧气和血糖的供应非常敏感，血液中的甘油三酯水平过高，增加了脑部血液黏稠度，导致血流缓慢。如果脑动脉有粥样硬化，则更易形成脑血管堵塞，引发脑梗死。影像学检查脑部小缺血灶（腔隙性脑梗死）与甘油三酯水平过高有关。

　　最后是胰腺。胰腺的功能主要是维持体内血糖平衡，血液中的甘油三酯水平过高不仅与胰腺炎有关，而且可能引发胰岛素抵抗，出现高血糖症。

如何有效降低甘油三酯呢？

主要是生活调理，如合理饮食，多吃杂粮和蔬菜，少吃高脂肪、高胆固醇食物。甘油三酯在 1.70—2.26mmol/L，一般无须药物治疗，通过多吃高纤维食物等清淡饮食就能有效降低甘油三酯。爱吃荤菜的人，要少吃红肉（猪、牛、羊肉），不吃加工肉，可摄入适量白肉（禽肉、鱼肉等），如深海鱼肉含有人体必需脂肪酸，有利于肠道脂质的排泄，是降低高甘油三酯较好的食物。每天食用蔬菜不少于 500 克，食用含糖量低的水果不少于 300 克。中高强度的体能锻炼也是很好的方法。此外，禁烟禁酒、控制体重、不熬夜等均是改善高甘油三酯症的生活习惯，应该注意和坚持。

当甘油三酯 > 2.26mmol/L，或生活方式调节甘油三酯改善不明显，尤其是甘油三酯重度升高时，在生活调理的同时，可在医生指导下服用贝特类等降脂药物。由于这类药物有一定副作用，若服用该类药物后发现不良反应，应及时就医。

三十三、不可小觑脂肪肝

近 30 年来，非酒精性脂肪性肝病（Non-Alcoholic Fatty Liver Disease，NAFLD）由少见病逐渐发展成常见的慢性肝病，成人 NAFLD 发病率高达 20%—30%，其中 10% 为严重类型脂肪性肝炎。在学龄期儿童中，肥胖儿童 NAFLD 患病率达 68.2%。NAFLD 已成为我国第一大肝病。过去认为单纯性 NAFLD 是进展为肝硬化的中间阶段，但近来研究发现，部分 NAFLD 可发展为隐源性肝硬化，继而进展成肝癌。30%—50% 的脂肪性肝炎患者将不经过肝硬化阶段而直接进展为肝癌。

NAFLD 性肝癌有以下特征：（1）男性居多，男性患者占 72.8%；（2）诊断年龄较晚，平均为 67 岁，多数无任何临床症状，常在体检中发现；（3）多合并代谢综合征（肥胖占 75%、糖尿病占 59.8%、高血压占 53%）；（4）肿瘤单发，分化程度较高（恶性程度较低），近半数无肝硬化背景。

治疗 NAFLD 的基础和关键主要是改变生活方式，改正不良行为，控制体重。

（1）节制饮食。减重要循序渐进，避免体重急剧下降造成肝脏纤维化或大幅减重造成体重反弹，反而加重脂肪肝。超重者可在 6—18 个月内，采用以控制饮食为主、运动结合的方法，减去原有体重的 10%，每个月体重下降不超过 5 千克，以 2—4 千克为宜。通过节制饮食达到标准体重（BMI 为 18.5—24）后，应当测量体脂率。若体脂率较高，可咨询营养师调整膳食结构，降低体脂率，女性达到 20%—25%，男性达到 18%—25%，从而改善脂肪肝。减重的正确理念应该是减少体脂量而不是减少肌肉量。因此，在减重过程中要特别注意避免节食而降低肌肉含量从而使基础代谢率下降，这样不但减重效果不好，体重容易反弹，还会损害健康。

由于不良的饮食、生活习惯导致肥胖的发生率逐年上升，老年人、学龄儿童也成为高危人群。许多老年人随着年龄增长，体脂含量也逐渐增加，这导致 NAFLD 患病率更高。一项对 4226 名 60 岁以上老年人的调查显示，NAFLD 检出率为 26.7%。虽然降低体重可显著改善 NAFLD，但是对于老年人群，不能一味地要求减重。老年人群伴随生理功能减退，贫血、营养不良、骨质疏松的发生率高，故老年人在减重时要注意保证足够的营养素摄入，以保证 BMI 不低于 20，最高不超过 26.9。

据调查，我国 7—18 岁学生 NAFLD 检出率约为

7%。儿童在生长发育时期，所需热量较成人高30%以上，摄入热量不足必然会影响生长发育，故而对于学龄儿童的减重，主要以改变不良饮食习惯和加强运动为主。首先要戒除西式快餐、碳酸饮料，不暴饮暴食，不吃肥肉，多吃新鲜蔬菜、低糖水果，不吃或选择低热量零食，用白开水代替含糖饮料，尽量在家中就餐。

（2）增加运动。运动可显著减少肝内脂肪堆积。在有氧运动的基础上，增加抗阻运动则更为有益。运动对于NAFLD的改善存在剂量—效应关系，每周超过250分钟的中高强度运动可显著降低肝脏脂肪变性。超重或肥胖的NAFLD患者，一年内减重5%可减少肝脏脂肪含量，减重10%可逆转肝纤维化。

（3）药物干预。对于改变生活方式3—6个月但体重无明显改变者，可启动药物治疗。药物治疗要注意2点：一是目前使用的减肥药都有一定的副作用，因此必须在医生指导下使用；二是市场上不少减肥保健品含有副作用比较大甚至禁用的化学药品成分，不可盲目服用。

（4）代谢手术。重度肥胖的NAFLD患者经饮食、运动和药物治疗效果不明显时，可考虑做代谢手术，尤其是合并糖尿病、高脂血症患者手术的指征更强。

三十四、忙中偷闲是智慧

竞争激烈的现代人，紧张、忙碌地挣钱挣名，绝不让自己闲着。人们对物质的需求超过了对生命的尊重，很少人能做到心平气和，知道自己想要的是什么。"996"已经成为不少人的常态，日积月累之后，记忆力减退、心肺功能下降、内分泌失调、脏器衰退、衰老提速纷纷找上门来，慢性病成为不速之客也不自知，还无休止地为名为利而疲于奔命。

英国科学家威廉·贝弗里奇（William Beveridge）曾言："疲劳过度的人在追求死亡。"很不幸，这在今天的不少人身上已成为现实。目前，我国白领亚健康人群比例达76%，处于过劳状态的接近六成，不少人一天24小时中大部分时间在工作。我国每年发生心源性猝死的55万人中，青中年人猝死的比例越来越高。猝死，看起来是一瞬间的事，其实是过度劳累日积月累的反噬。

社会转型了，开始步入小康了，我们的外部世界不断向我们发出信息：请学会闲下来，忙中偷闲是一种智慧！让人闲下来，是社会进步的标志，也是经济发展的动力。

休闲是一种生命状态，也是一种需要修炼的素养，工作再忙，只要有"闲心"，就会有闲时。费斯汀格法则称：生活中的 10% 是由发生在你身上的事情组成的，而另外的 90% 则是由你对发生的事情如何反应所决定的。换言之，生活中 10% 的事情是我们无法掌控的，而另外 90% 却是我们能掌控的。忙是一时的，除了救人救火，连续 24 小时的忙是很少的，"忙"与"闲"大体是可以自己掌控的。

人生中，人们各尽所能、尽力而为即可，能做多少就做多少，不要强迫自己去追求自己做不到的事情。人生需要留白和悠闲，唯有给自己的生活留出一点空白和悠闲，你的心灵才不会被俗尘所累。正如英国哲学家罗素（Russell）所言："人太忙了，和许多美好的事情无缘。"忙中偷闲，闹中觅静，做些无用之事，看云、看花，胸怀大自然，于身于心，都有极大裨益，只有这样才能把事情做好，把生活过好。

忙人打造好自己的健康生活，除了掌握费斯汀格法则，还可以尝试"零存整取""化整为零"的方法。在生活中要善于"打碎"时间，充分利用"碎片"时间，做些有益健康的事。如长时间保持同一姿势，肌肉、神经系统的疲劳感会加重，每隔 20—30 分钟调整一下姿势，比如站立、走动、伸个懒腰、举几次哑铃、拉几次弹簧、握几次握力计，以保持骨骼和肌肉的良好状态。这样利用"碎片"时间，即使是强度较小的运动，如果坚持活动并能达到一定的频度，也是一种"多动"。

人类是从运动中进化过来的，"动"是人的本质，"多动"多受益，"小动"也受益，把生活中的有限时间"零存整取""化整为零"，忙中偷闲也是一种智慧。

三十五、压力对身体的伤害有多大

适度的压力对身心健康有一定好处，如能促进大脑血液循环，对事业更专注，工作效率更高。但随着人们生活节奏的加快，"工作狂"这个特殊的群体越来越多地出现在我们的身边，由压力带来的负面影响也越来越显著。

工作是体现一个人价值的重要部分，如果一个人在工作过程中获得愉悦感、价值感，能够享受工作的过程，劳逸结合，对健康是有益处的。但有些人害怕别人认为自己无能，害怕别人超过自己，担心失败，于是拼命工作，获得让人羡慕的经济社会地位，从而证明自己能干。他们为了梦想和生活，将"5+2""白＋黑"当成家常便饭。他们长期承受着工作压力、生活压力、精神压力三座大山的重负，体力透支，健康情况每况愈下。我国中青年人猝死的比例越来越高就与"压力山大"有关。

人体原本有一套压力应对机制，比如原始人遇到野兽，身体就会分泌大量肾上腺素，这种激素就像火箭燃料，促使人体向血液中释放葡萄糖、氨基酸和脂肪，以启动"逃跑程序"或"战斗模式"。如今，人们很少会遇到野兽，但长期的"压力山大"恰恰比遇到猛兽还要凶险。血液中长期高水平的肾上腺素不但会使血管收缩，血压升高，促进动脉粥样硬化，而且还会动员机体分泌一种"压力激素"——皮质醇，对身体进行保护。但血液中的皮质醇长期升高会引发脂质、糖类和蛋白质等营养素代谢障碍与肌肉量减少等一系列问题。

在高压人群中，有相当一部分人会出现以下几种情况。

一是神经精神损害。主要是认知能力和记忆力下降、自我反应能力减弱、容易冲动，有些人还会产生焦虑、抑郁、耳鸣、脑鸣等，这与压力导致大脑皮层兴奋和抑制功能失调有关。压力造成植物神经功能紊乱会带来烦躁、失眠、食欲减退或食欲亢进等问题。

值得注意的是，有些高压人群由于经常熬夜、睡眠不足，早晨多半是由闹钟叫醒的，这样的醒来方式容易出现明显的睡眠惰性，引发行为失控甚至惹祸。睡眠惰性是指从睡眠中醒来后出现的暂时性昏昏沉沉、不够清醒的状态，在这种似醒非醒的状态下，人的警觉性降低，意识清醒度不高，人的感觉、记忆、思维均未达到被充分调动的状态。在这种状态下立即投入工作就可能出错，对于一些特殊职业人群则隐藏着很大的风险，如司机、消防员、警察、医生、护士等。为遏"抑压力—缺觉—睡眠惰性—事故"这一链条的形成和延伸，首先要减轻压力，其次要保证充足睡眠，在醒后几分钟内不要做重大决策或执行复杂任务。

二是糖和脂肪代谢发生障碍。当压力升高时，人体储存的糖原从肌肉和肝脏中释放出来，作为能量供应。如果体力活动没有相应增加，这些多余的能量就无处消耗，最终会转化成脂肪。由于腹部细胞更易受到皮质醇的影响，大部分脂肪被储存在肚子上，于是出现不少大腹便便的男性和苹果型身材的女性。皮质醇还可能打破女性雌激素和孕激素的平衡，使脂肪更多地向腹部、大腿和臀部聚积。糖和脂肪代谢发生障碍容易引发高血压、糖尿病、动脉粥样硬化、心脑血管疾病等。

三是引发胃肠功能紊乱。人体有一个"菌群—肠—脑"轴，控制人体情感的血清素及多巴胺。人体内有 95% 的血清素和 50% 的多巴胺是在肠道合成的。压力通过这些激素使肠道菌群失调和胃肠功能紊乱，并发生食欲减退、腹泻、胃痛、胃胀、胃炎、胃溃疡与肠易激综合征等。

四是肥胖。慢性压力与体重增加密切相关，皮质醇使身体储存脂肪而非燃烧脂肪，且压力大时更可能选择高脂、高糖、高盐等增肥的垃圾食物。这是因为身体承受压力时，肾上腺分泌"压力激素"——皮质醇的同时，大脑血清素的水平较低，这会促使人贪吃"慰藉食品"来增加血清素的释放，使情绪得到改善。

缓解压力，除了调整工作生活节奏，保护好自己的生物钟，单位为员工创造放松、愉快的工作环境外，睡眠和运动是最好的办法。

首先是睡眠。人体在承受高压力时，为了提供更多能量对抗压力，大脑会自发调动大量葡萄糖。当大脑耗能过多，人就会感到疲惫倦怠，此时只有即刻的睡眠才能补充消耗过多的能量。应对压力，选择睡一觉是个好办法。

再则是运动。一项对1.2万人的研究发现，日常生活中喜欢运动的人，能抑制肾上腺素和皮质醇的分泌，同时释放让人感觉轻松愉悦的"内啡肽"，从而达到抗压的目的。"轻运动"是一种有益健康的锻炼方式，也是一种生活态度，帮助人们在繁忙的生活中减轻压力。如走路回家，只要将时间控制在1小时内就算"轻运动"。在家里做做操，哪怕每次时间很短，如能坚持1个月以上，也是效果明显的"轻运动"。上班族可以忙中偷闲，每小时起身活动一下都是有用的。日常生活中利用碎片时间，动动手脚、伸伸懒腰亦是有益的。

　　总之，每个人都可以根据自己的体力、兴趣、时间情况，选择动起来的各种形式，不论是散步、健步走、游泳、骑车，还是瑜伽、太极拳，都是"轻运动"，可以达到对抗压力的目的。

三十六、如何应对室性早搏

　　室性早搏（以下简称"室早"）在健康人群和各种心脏病患者中均可发生，是健康体检中经常见到的心律失常之一。由于生理性室早一般无须药物治疗，而病理性室早可能引发心源性猝死，故一旦发现室早首先要明确是生理性的还是病理性的。

　　正常的心跳是由心脏的生物电驱动的，即心脏的"司令部"——窦房结发出电冲动，通过心脏的传导系统把电冲动传到心房，再下传到心室，引发一次心跳，把血液排送到全身。

　　正常的心跳规律而均匀，每分钟60—100次。室早的发生是因为心室不听"司令部"的号令，在窦房结发出电冲动之前，心室的一个异位激动点"擅自"发出电冲动，引发心室提前跳动，这也被称为"期前收缩"。生理性室早，多见于无结构性心脏病的普通人群。精神紧张，过度劳累，长期过量饮酒、吸烟、饮咖啡等均可诱发。生理性室早虽然也能把心室的血排出去，但排血量会有些减少，不影响心脏功能；病理性室早，尤其是高危性室早，一旦演变为室性心动过速，就会严重影响心脏排血量，导致脑、心等重要脏器供血不足，而恶性室早甚至会诱发心室颤动或心脏停搏。

生理性室早最常见的症状是心悸、胸闷，也有部分患者没有任何临床表现。而病理性室早除上述症状外还会发生乏力、气促、出汗、头晕、黑矇甚至晕厥或诱发心绞痛。各种结构性心脏病如冠心病、心肌病、瓣膜性心肌病、二尖瓣脱垂及遗传性传导系统疾病是病理性室早的常见病因。鉴别生理性室早和病理性室早，除了临床症状外，可通过心电学等检查大致做出判断。24小时动态心电图检查，能显示患者室早发生的频率、形态等情况，可帮助医生识别是生理性室早还是病理性室早，以及其危险性。若要明确病理性室早的病因，则可以做超声心动图、心脏增强 MRI、冠状动脉造影等检查。

对于无结构性心脏病的室早（如更年期女性），一般无须药物治疗，良好的生活节律和心理素养是最好的治疗。室早频繁发作、症状比较明显者，在医生指导下，服用美托洛尔控制症状即可。

病理性室早的治疗，主要有药物治疗和导管消融治疗2种方法。药物治疗效果有限，仅有10%—15%的患者的抑制效果大于90%；导管消融是通过微创技术的手术治疗，可能消除 74%—100% 的室早，成功率高，并发症少，患者承受的疼痛轻。

需要提醒的是，如果体检发现室早，尤其是伴有乏力、气促、出汗、头晕、黑矇甚至晕厥等临床症状的患者，不要掉以轻心，应及时到医院做进一步检查和治疗。

三十七、肝血管瘤

肝血管瘤是体检中一种比较常见的肝脏疾病，以海绵状血管瘤最为多见，可发生于任何年龄，以成年女性较为常见，病变多为单发，也可多发。

目前，肝血管瘤的病因尚未十分明确，一般认为与先天性肝脏末梢血管畸形、肝内毛细血管组织感染变形、静脉瘀血等形成肝内血管海绵样扩张有关。女性的雌激素水平变化可能是致病因素。

大多数肝血管瘤是良性病变，生长缓慢，数年或数十年可无明显增大，无恶变倾向，也无自觉症状。少数血管瘤增大较快，可能对肝脏组织产生压迫，引发上腹部胀痛等症状，极少数血管瘤会自发性破裂引起腹腔内出血。

一般肝血管瘤通过超声即可明确诊断，但对初诊患者建议及时复查，以免误诊。

对体积较小、无症状的肝血管瘤，一般无须特殊治疗，每年超声复查就可以了；对症状明显且在短期内瘤体明显增大的血管瘤，应及时就诊，以便明确诊断。

三十八、有氧运动和无氧运动
有何区别

做好健康管理，只有合理的运动锻炼才能取得良好的效果。有氧运动和无氧运动各有所长、各有所短，要取长补短，有效搭配，才能达到健身的目的。

有氧运动以有氧分解代谢为主，运动中需要大量的氧气供应，身体消耗的能量主要是碳水化合物和脂肪。有氧运动的特点是强度较低、有节奏和持续时间较长，其目的是通过加快心率、增加心脏功能和增加心脏排血量，以增强心肺功能，调节生理、心理状态，防止骨质疏松，防治多种慢性病，等等。有资料表明，有些群体进行有氧运动20年后，高血压人数减少30%以上，心肌梗死病死率下降37%。

常见的有氧运动有慢跑、健步走、游泳、跳绳、爬山、骑车、打乒乓球等。有氧运动时，身体应该微微出汗，而不是大汗淋漓。适宜的有氧运动心率＝170－年龄。有氧运动一般每周坚持5次为佳。

无氧运动是指在短时间内做高强度的剧烈运动，直到力竭，氧气供应不足。体内的糖以无氧酵解的方式产生能量供给机体需要。这种无氧代谢物质只能是糖类，而非脂肪和蛋白质，因而减肥瘦身的效果远不如有氧运动。

常见的无氧运动有赛跑、拔河、跳远、举重、投掷及器械练习等。无氧运动是一种选择性的运动方式，适用于青壮年体能锻炼。在日常体育运动中，根据自身体质情况，选择有氧运动与无氧运动有效搭配，可能会取得更好的效果。

进行无氧运动要注意，糖经无氧酵解为乳酸，可使肌肉疲劳和酸痛，长时间超负荷运动也会使心肺负荷突然增大，让人气喘吁吁、大汗淋漓，心、肺、肾功能不太强健的人，在做无氧运动时可能会发生意外。因此，无氧运动应在自己身体状况良好的情况下进行。

只有了解有氧运动和无氧运动的区别，选择适合自己的运动方式，才能达到有效的减肥和健身的目的。

三十九、认识下肢静脉曲张

下肢静脉曲张是指下肢浅表静脉扩张迂曲，45岁以上人群发病率达19.4%。也就是说，中老年人群每5个人中就有1个患下肢静脉曲张。下肢静脉曲张轻症患者无甚不适；重症患者会发生深静脉血栓，进而导致肺动脉栓塞，其病死率达50%。有些下肢浅静脉显露、曲张患者，刚开始把小腿发胀和浮肿不当回事，到了因病卧床、骨科手术或妊娠时突然发生肺动脉栓塞，严重时甚至威胁患者的生命和健康。因而，下肢静脉曲张的预防和积极治疗十分重要。

1. 下肢静脉曲张的病因

静脉与动脉不同。静脉壁薄，柔韧性好，易扩张，静脉内的回心血压力较低，静脉内的血液在一系列单向的瓣膜维持下向单一方向向心性流动，不发生反流。正常时，下肢肌肉收缩，静脉内压升高，静脉瓣膜关闭，阻止血液逆流，此时静脉血液受压向上流向心脏；肌肉松弛时，静脉内压降低，血流再度填充进来。但有时会发生血液双向流动，如当静脉瓣膜损坏时，血液会上下双向流动，回心血液减少，血液淤积在腿部的静脉中。

静脉曲张是因静脉壁软弱、静脉瓣膜缺陷及浅静脉内压力升高,发生下肢浅静脉蜿蜒、扩张、迂曲。容易引起静脉曲张的主要因素:妊娠、重体力劳动、肥胖、长期站立、习惯性便秘、慢性咳嗽和先天因素(半数以上患者其母亲有静脉曲张病史)等。

根据临床轻重程度不同可将静脉曲张分为轻度、中度、重度3种:轻度,久站后下肢沉重不适,浅静脉扩张或迂曲,踝部轻度浮肿;中度,浅静脉明显曲张,伴有轻度皮肤色素沉着及皮肤粗糙,下肢沉重感明显,踝部中度肿胀;重度,短时间活动后即出现小腿肿胀或沉重感,浮肿明显并累及小腿,浅静脉明显曲张,伴有广泛色素沉着、湿疹或溃疡。

2. 下肢静脉血栓的形成

(1)浅静脉血栓形成:患者有多年下肢静脉曲张病史,在长期站立、下肢足背受伤、足癣等情况下发生静脉炎,在此基础上容易发生浅静脉血栓。此时疼痛明显,沿浅表静脉走行的皮肤红肿,并可触及条索状硬结。

(2)深静脉血栓形成:多发生于产后、盆腔或骨科手术后、肿瘤晚期、长期卧床期间等。起病急,1—2天内患肢肿胀发紧,疼痛和凹陷性水肿明显,严重时肢体肿胀发亮,皮肤呈浅黄色或发白,血栓向上延伸时臀部、下腹可见明显水肿。

发现血栓形成征象时，应积极诊治。尤其是发现深静脉血栓形成征象时，为防止发生肺动脉栓塞，必须及时应急就诊。

有2种方法可以自测下肢深静脉血栓。一是直腿伸踝试验（Homan征）。患者躺在床上，伸直双腿，脚尖尽可能往上勾，如果小腿疼痛，表明Homan征阳性，提示有下肢深静脉血栓形成。二是腓肠肌压迫试验（Neuhof征）。患者仰卧在床上，放松下肢，让别人把手放在患者小腿下面，按压小腿肚（腓肠肌），如果感到小腿肚特别紧实有韧劲或有硬疙瘩，患者感觉疼痛，表明Neuhof征阳性，提示有下肢肌间静脉血栓形成。

3. 静脉曲张的治疗

适当卧床休息，适当行走，避免长时间站立或坐着。休息时可抬高患肢，要求坐位时足高于膝，卧位时足高于心脏。

加压治疗不能根治静脉曲张，但可以防止静脉曲张进一步发展。加压治疗主要是应用弹力袜。弹力袜的压力一般为20—40mmHg，压力梯度自下而上递减。在行走或站立时采用弹力袜加压治疗可以降低下肢浅静脉高压，减轻下肢酸胀和水肿等症状。

弹力袜有不同的型号。小腿弹力袜适用于单纯小腿静脉曲张，如果单纯大腿部位曲张严重，则可以选择长筒弹力袜。但如果患者同时患下肢缺血疾病（如下肢动脉栓塞症）则不宜使用弹力袜。

弹力袜最大的问题是有些患者穿着时会皮肤过敏，这种情况下应采取循序渐进的方法，即间断穿弹力袜，每次以能耐受最长时间为限度，比如从 10—15 分钟开始，然后逐渐增加使用时间，最初可以选用压力较低的弹力袜，从 20—30mmHg 开始较合适。

比较严重的下肢静脉曲张患者，可在医生的指导下使用羟苯磺酸钙等药物，配合弹力袜治疗静脉压，缓解静脉淤血症状。

下肢静脉曲张患者出现以下情况可考虑手术治疗：症状严重，久站或长距离行走后下肢酸胀不适感严重；影像学检查示静脉瓣膜重度反流，但静脉通畅；有较粗大的曲张静脉；反复发作静脉炎；有出血、溃疡等并发症。

4. 静脉曲张的预防

静脉曲张的发生与发展与不良生活习惯不无关联。因此，改善相关的不良生活习惯可减缓静脉曲张的发生与发展。

　　不要一个姿势长久站立，需要长久站立时，要经常踮脚或不时下蹲，使小腿肌肉收缩，避免小腿静脉血液淤积。站立工作者在休息时，建议平卧，抬高下肢15分钟，缓解血液对下肢静脉的压力。保持正确的坐姿，不跷二郎腿，因为跷二郎腿会延缓静脉内的回心血流，增加下肢静脉的压力。不要穿紧身裤，紧身裤会加重静脉曲张。避免穿高跟鞋，平跟鞋有助于预防静脉曲张。不要暴力按摩或拍打小腿的静脉，否则容易使脆弱的静脉损伤破裂，产生淤血。负重长途跋涉前，先将腿脚垫高，穿合适的弹力袜。妊娠是静脉曲张的常见原因，分娩后会缓解，但多次妊娠是诱发静脉曲张的危险因素。合理饮食，少吃高脂、高糖、高盐食物，禁烟禁酒。含雌激素的避孕药会扩张静脉，使静脉瓣关闭不全而引起静脉曲张，应尽量避免服用。适当的体育锻炼能改善全身的血液循环，但不会增加静脉内压力，可每日坚持步行，每次15分钟，每日4次。下肢静脉曲张患者睡前用热水泡脚、穿弹力袜，都能促进下肢血液循环，改善静脉曲张。

四十、代谢综合征——心血管疾病的罪魁祸首

健康体检中我们常常能观察到一部分人，他们同时表现出多种心血管疾病的危险因素："三高""四高"甚至"五高"（高血压、高血糖、高血脂＋体重超标或肥胖＋高尿酸血症）。这些异常状态的聚集并非偶然，而是机体代谢出了问题，表现为代谢性心血管症候群，被称为"代谢综合征"。高血压、高血糖、高血脂、肥胖、高尿酸，这些危险因素慢慢地吞噬着你的心血管健康。

由于代谢综合征中的高血糖、高血压、高血脂、高尿酸等都是诱发心血管疾病的危险因素，它们联合作用使心血管疾病的风险呈级数式递增，所以有人将代谢综合征称为"死亡四重奏"。

预防心血管疾病，首先要对代谢综合征进行生活方式的"打包式"干预，降血糖、调血脂、抗高血压、减轻体重同等重要。要调节饮食，控制总热量，减少脂肪摄入。体质指数在25—30的人群，每天的热量摄入要控制在1200卡左右，同时增加体能锻炼，使体重控制在合理范围内。

　　浙江省医学会营养与代谢分会推荐，在减肥和运动的同时，服用二甲双胍片，能增加体内胰岛素的敏感性，减少肝脏葡萄糖的输出，有利于代谢综合征和心血管疾病的防治。